Silvina Gendler

Prevalência de infecções transmitidas por transfusão (ITT)

Silvina Gendler

Prevalência de infecções transmitidas por transfusão (ITT)

Em dadores de um Banco de Sangue Intra-hospitalar da Cidade Autónoma de Buenos Aires

ScienciaScripts

Imprint

Any brand names and product names mentioned in this book are subject to trademark, brand or patent protection and are trademarks or registered trademarks of their respective holders. The use of brand names, product names, common names, trade names, product descriptions etc. even without a particular marking in this work is in no way to be construed to mean that such names may be regarded as unrestricted in respect of trademark and brand protection legislation and could thus be used by anyone.

Cover image: www.ingimage.com

This book is a translation from the original published under ISBN 978-620-2-24017-8.

Publisher:
Sciencia Scripts
is a trademark of
Dodo Books Indian Ocean Ltd. and OmniScriptum S.R.L publishing group

120 High Road, East Finchley, London, N2 9ED, United Kingdom
Str. Armeneasca 28/1, office 1, Chisinau MD-2012, Republic of Moldova, Europe
Printed at: see last page
ISBN: 978-620-6-10172-7

Conteúdo

Dedicatórias
Aos meus filhos

Agradecimentos

À Silvina, pela sua paciência e conselhos.

Aos meus professores e a todos aqueles que, graças aos conhecimentos e aos critérios que me ensinaram, me permitem "fazer a mesada" todos os dias.

Aos meus actuais e antigos colegas da Unidade de Hemoterapia e Imunohematologia, sem cuja dedicação ao dador de sangue este trabalho não teria sido possível. E especialmente ao meu Chefe, Dr. Estevez, por me ter permitido utilizar a base de dados do serviço.

Aos meus colegas da "Rede", por estarem disponíveis quando é necessária uma opinião ou ajuda, de modo a não perturbar o rastreio de rotina nem diminuir a sua qualidade.

A todos aqueles que contribuíram para o progresso no desenvolvimento de técnicas de diagnóstico das ITT, cujas publicações científicas, de um grande número de autores dedicados à investigação destas doenças, foram uma referência na elaboração desta tese.

Aos meus pais, pela educação que me deram e pelos valores que me transmitiram.

Glossário

AQUISIÇÃO DE DADOS: aquisição de dados através de comandos próprios do sistema informático.

ÁREAS PROGRAMÁTICAS, forma de organização do Subsistema de Saúde Pública, para desenvolver a estratégia de cuidados de saúde primários, pensando nela como a porta de entrada para o sistema de saúde da comunidade. *(Departamento de Área Programática)* Também pode ser definida como "área de ação de um hospital de cabeceira" *(Raya, SM & col, 2017)*.

BSI: Banco de sangue intra-hospitalar.

COLHEITAS DE SANGUE: refere-se a recolhas externas de dádivas de sangue voluntárias. São uma estratégia prioritária do Plano Nacional de Sangue e são utilizadas por todos os Centros Provinciais de Hemoterapia e Serviços de Hemoterapia. É um serviço prestado aos dadores, uma vez que é realizado num local fora da planta física dos locais acima mencionados. Facilita a concomitância dos dadores e o acesso à dádiva, evitando longas deslocações e respeitando os procedimentos de qualidade de acordo com as normas administrativas e técnicas em vigor, para ser realizada em ambientes diferentes, fora das áreas habituais de hemoterapia *(Serviço de Sangue e Produtos Sanguíneos)*.

DGEyC: Direção Geral de Estatísticas e Censos, GCBA (GCABA*)*.

DADOR TRANSITORIAMENTE ADIADO: um dador que foi adiado mas que, após um período de tempo prudencial para que a causa do adiamento desapareça, pode ser aceite, por exemplo, uma pessoa em crise de asma não pode doar, mas quando a asma desaparecer e a pessoa não apresentar sintomas de asma, pode doar.

DADOR FALSO POSITIVO Um dador com rastreio RR e um teste de confirmação negativo.

DADOR INICIALMENTE REATIVO (IR): dador que foi reativo em pelo menos uma das reacções de rastreio obrigatórias.

DADOR NÃO REATIVO dador não reativo em todas as reacções de despistagem

DADOR REJEITADO OU DADOR DIFERIDO: UM dador que não preenche nenhum dos requisitos estabelecidos para dar sangue. A duração do adiamento dependerá da causa do adiamento e pode ser temporária ou permanente.

DADOR PERMANENTEMENTE REJEITADO OU DADOR DIFERIDO: um dador com uma causa médica não reversível de rejeição, por exemplo, ter sofrido de hepatite B.

.DADOR REPETIDAMENTE REATIVO (RR): dador de IR que, por algoritmo, teve o marcador reativo repetido em duplicado e pelo menos uma dessas repetições foi novamente reactiva.

DADOR VERDADEIRO POSITIVO: um dador com rastreio de RR e um teste de confirmação positivo.

ESPECIFICIDADE DO REAGENTE: indica a capacidade do nosso estimador para dar como casos negativos os casos que são realmente saudáveis; proporção de casos saudáveis corretamente identificados. E=VN/(VN+FP)

GCABA: Governo da Cidade Autónoma de Buenos Aires *(Buenos Aires, cidade).*

HGAJAF: Hospital General de Agudos Juan A. Fernandez. *(Estabelecimentos - Hospitais e Centros de Saúde)*

INDEC: Instituto Nacional de Estad^sticas y Censos *(INDEC, Repubiica Argentina)*

ITT: Infecções transmitidas por transfusão.

A PREVALÊNCIA é o número de pessoas que sofrem de um determinado acontecimento ou doença dividido pela população total num determinado momento e local por 10^n.

PONTOS DE CORTE: Valor que estabelece a Hmite entre reativo e não reativo.

REAÇÃO CRUZADA: é a reação entre um antigénio e um anticorpo que foi gerado contra um antigénio diferente mas semelhante.

A REDE DE MEDICINA TRANSFUSIONAL, dependente da Direção Geral de Hospitais, é integrada por 25 Serviços de Hemoterapia dos Hospitais dependentes do GCABA e uma Coordenação. O seu objetivo é a conservação e gestão dos recursos humanos de sangue. Para mais informações: *(Dádiva Voluntária de Sangue)*

ENTRADAS NO LIVRO DE REGISTO DOS DOADORES: trata-se de cada uma das entradas ou linhas do livro de registo dos doadores. Este registo tem um número único e irrepetível, começando em 1 todos os primeiros dias do ano. São sempre correlativos e os livros informáticos e em papel coincidem. Cada registo pode corresponder a um dador recebido (quer tenha feito uma doação ou não) ou a uma unidade proveniente da Rede.

SENSIBILIDADE DO REAGENTE: indica a capacidade do reagente para dar como positivos os casos que estão realmente doentes; proporção de casos doentes corretamente identificados. S= VP/(VP+FN)

percentagem de SEROREACTIVIDADE dos casos repetidamente reactivos (RR) durante o estudo.

JANELA DE ECLIPSE: A janela de eclipse é definida como o período de tempo entre a entrada do **microrganismo** no organismo e o momento em que este é detetável na circulação através de métodos directos altamente sensíveis, como a biologia molecular.

JANELA SEROLÓGICA: período até que os anticorpos circulantes contra o microrganismo em causa comecem a ser detectados.

ZONA CINZENTA: Valores de uma leitura de imunoensaio abaixo do ponto de corte em que não é possível distinguir entre um verdadeiro negativo e um verdadeiro positivo. É definida a partir de uma curva ROC.

Resumo técnico

Este é um estudo descritivo, observacional, transversal e retrospetivo realizado no Laboratório de Infecções Transfusionais Transmissíveis (ITT) da Unidade de Hemoterapia e Imunohematologia do Hospital Geral de Doenças Agudas Juan. A. Fernandez pertencente ao GCABA. O objetivo deste trabalho é estudar a prevalência média das doenças de rastreio obrigatório nos dadores de sangue e plaquetas, de acordo com os requisitos da Lei Nacional do Sangue e da sua regulamentação. Este estudo, que foi realizado em 44244 primeiras doações feitas durante o período 2006-2017, permite-nos caraterizar esta população de acordo com as variáveis sexo, idade, local de residência e origem de acordo com o nascimento dos dadores.

Isto proporciona novos conhecimentos em matéria de saúde para a prevenção e deteção de casos de ITT, conduzindo a intervenções preventivas para novos casos e ao acesso a tratamento e acompanhamento específicos para as pessoas afectadas. É também útil para o planeamento dos recursos necessários para essas intervenções.

Introdução

Existem muitas doenças infecciosas que têm em comum uma fase assintomática na sua evolução, na qual a pessoa pode ser o agente transmissor da infeção. Se, além disso, uma das possíveis vias de transmissão desta infeção for o sangue, os seus componentes ou derivados, geram-se problemas de saúde pública. Este facto é demonstrado por numerosos trabalhos pioneiros, como os de Schmunis *(1999)*, Truelove *(1947)*, Moore *(1953)* e Wood *(1955)*.

A transfusão é uma via perfeita para a disseminação de doenças que podem ser transmitidas pelo contacto com sangue infetado, razão pela qual a Organização Mundial de Saúde *(WHO/WHO, 1999; WHO/WHO, 2005; PAHO/CHA/HT/13.01/WHO, 2013; WHO/HSE/PED/HIP/GHP, 2012; WHO, 2017; Cruz, JR, 2012)* recomenda o rastreio de ITT nos bancos de sangue como metodologia para cortar a cadeia de transmissão das ITT. Portanto, cada país determinou com base em diferentes parâmetros (prevalência e incidência, *(Real Delor & col, 2016; Amegeiras & col, 2013; Vladimirsky & col, 2013; Nascimento & col, 2008; Zambrano Plata & Cortez, 2001; Monge-Maillo & col, 2009; Patino Bedoya & col, 2012; Serrano Machuca & col, 2009; Alonso S & col, 2019; Sanodze & col s, 2015; Fay & col, 2005; Angeleri P & col, sf; Gonzalez & col, 2013; Paz & col, 2013; OPAS, 2017; Stienlauf & col, 2009; Karimi & col, 2017; Posada-Vergara & col, 2006; Biglione & Berin, 2013; Irfan & col, 2013; Abbas Zaheer & col, 2014; Gendler & col, 2011; Riveron Corteguera, 2002; Arrizabalaga, 2000; Department of Health Systems and Services, 2016; (Suarez Larreinaga & Berdasquera Corcho, 2000; Hofstraat & col, 2017; Rabinovich & col, 2017; Kim & col, 2006; Barin, 2000),* possibilidades *técnicas (Biglione & Berin, 2013; CDC/OPAS, 2011; Fainboim H & col, 2013; Bouzas & col, 2013; (Wick & col, 1895; Aach & col, 1981; Welch & col s, 2016; Lia & col, 2018; Mori & col, 2017; Busch, 2004; (Kim & col, 2006; (Mazeron, 2000; Faddy & col, 2016; (Reesink & col, 2010; Liumbruno & Franchin, 2015; Musso & col, 2014),* custo/benefício) *(Ramos-Ligonio & col, 2006; Gendler & Estevez, 2017; Mazeron, 2000; Arbeitskreis Blut, Untergruppe "Bewertung Blutassoziierter Krankheitserreger", 2010)* a triagem obrigatória de diferentes ITTs em bancos de sangue. A legislação da Argentina *(Lei 22990/1983, Decreto 1338/04, Resolução Ministerial 797/13, RM 139/14, RM 1507/15, Lei 23798/90, Lei 22360/80),* em geral, e da CABA *(Lei n.º 3.328/09, Decreto n.º 087/010),* em particular, estabelece o rastreio obrigatório.

Existe uma vasta literatura que documenta diferentes estratégias para prevenir a transmissão transfusional da Slfilis, *(Gonzalez & col, 2015; Fakile & col, 2018),* Brucelose *(Gendler S. , 2013; Lucero, NE,*

1994; Coppola, 2001; Tsegay & col, 2017), doença de Chagas *(Morales, 1996; lei 26281/07; Gendler & Trinca, 2015; Ministerio de Salud de la Nacion, 2012; Angheben & col, 2015; Rodrigues Coura, 2015; Cura EN & col, 1992; Sguassero & col, 2015)*, hepatite B *(Bouzas, MB & col, sf.)* e C *(Cetiner & col, 2017; Tillmann, 2014; Khan & col, 2017; Morgan Freiman & col, 2016; Gendler S. , 2005)*, VIH *(Lya TD & COL, 2004; PIWOWAR-MANNING & col, 2015 ; Gendler & Pascuccio, 2007; Gendler S. & col, 2014)* e HTLV *(Berini & col, 2008; Thorstensson & col, 2002)* aplicados às dádivas de sangue (ou seus componentes).

Os hospitais do GCABA recebem doações de sangue de pessoas que se dirigem aos BSI que neles existem ou que vão às recolhas (em locais públicos ou instituições privadas ou públicas) organizadas pela Red de Medicina Transfusional dependente do Ministério da Saúde da CABA. Todas elas, apesar de assintomáticas e aparentemente saudáveis *(Sanchez Frenes & col, 2012)*, podem sofrer de doenças infecciosas e desconhecer o seu estado.

Os marcadores de rastreio serológicos e/ou moleculares obrigatórios, cujas características técnicas foram alteradas em função dos avanços tecnológicos *(Resolução 797/13, RM 139/14, RM 1507/15)*, são testados em amostras de sangue *colhidas* em tubos-piloto no momento da dádiva (ver Anexo 1: Fluxo de trabalho do banco de sangue). Se pelo menos um destes marcadores for reativo, a unidade é rejeitada e o dador é convocado para comunicar o resultado.

Vale a pena esclarecer que antes de aceitar o potencial dador para o ato de doação, este é submetido a um questionário médico clínico (ver Anexo 2: Formulário de entrevista médica clínica dos Bancos de Sangue dos Hospitais da GCABA.), normalizado pelo Plano Nacional de Sangue em 2006 através de resoluções ministeriais, atualizado em 2013 e 2015 *(RM 1509/2015)*, e tomado pela Red de Medicina Transfusional del GCABA para criar um formulário unificado que é utilizado em todos os BSI de ësta jurisdição para detetar o risco de ter contraído qualquer ITT *(RM 1507/15)*, . Este formulário recolhe (anexo 2), entre outros dados do dador, o local de nascimento do dador (na presunção de que devido a migrações ou viagens da população podemos estar perante pessoas que estiveram em alguma fase da sua vida em zonas endémicas para alguma das doenças de rastreio obrigatório) e a morada atual, de forma a poder convocá-lo e informá-lo de algum anomaHa detetado no rastreio de DST. Contém também uma série de perguntas sobre diferentes actividades que aumentam o risco de contrair ITT. Se o resultado deste questionário (que inclui a verificação da tensão arterial, da temperatura e da hemoglobina) for negativo, o candidato é aceite como dador e, após a dádiva, será sujeito ao rastreio obrigatório acima descrito (ver Anexo 3: Fluxo de trabalho geral do sector de dadores do banco de sangue).

A OMS/OPAS recomenda que, para reduzir as devoluções de sangue doado, se trabalhe em duas frentes em simultâneo *(Schmunis & Cruz, 2005, OMS/OPAS, 2014)*: a qualidade do dador, que deve ser incentivado a ser um voluntário altruísta e reincidente, e a qualidade do rastreio das DST, que depende, entre outros factores, da sensibilidade e especificidade do método escolhido.

A deteção de um dador Verdadeiro Positivo para cada uma das 7 doenças em estudo representa uma possibilidade de prevenir a transmissão, evitar o aparecimento de novos casos em receptores de transfusões e permitir que o dador infetado (de um doente para outro) seja tratado e que a sua doença, dependendo de qual for, seja curada ou, pelo menos, não progrida e não se propague entre os seus familiares ou contactos sexuais. Por conseguinte, é importante conhecer a evolução da prevalência de cada uma destas doenças infecciosas no nosso meio.

CAPÍTULO 1

Objectivos

a) Geral:

Conhecer a prevalência total das doenças de rastreio obrigatório, de acordo com a Lei do Sangue e os seus regulamentos, nos dadores de sangue e/ou de plaquetas estudados no banco de sangue intra-hospitalar (BSI) do Htal Fernandez (de agora em diante serão designados por "dadores").

b) Spetfficos

- Medir a prevalência anual de cada uma das doenças supramencionadas durante o período 2006-2017 nos dadores.

- Caracterizar estes dadores de acordo com as seguintes variáveis: idade, sexo, endereço declarado, local de nascimento.

- Descrever as co-infecções presentes nestes dadores.

Conceção:

Observacional, descritivo, transversal, retrospetivo,

População e amostra:

a) Universo:

Dadores de sangue e/ou plaquetas que vieram doar aos BSI de todos os Hospitais do GCABA ou a todas as recolhas da Rede de Medicina Transfusional do GCABA no período 2006-2017.

b) População:

Os dadores de sangue e/ou plaquetas que vieram, no período de 2006-2017, doar ao BSI do HGAJAF do GCABA ou a recolhas organizadas pelo ëste hospital e/ou pela Red de Medicina Transfusional del GCABA e as unidades obtidas nestas recolhas, juntamente com os seus formulários de entrevista médico-clínica, foram enviados ao HGAJAF para estudo e processamento[1].

c) Unidades de análise:

Dadores de sangue e/ou plaquetas no BSI do HGJAF ou em recolhas organizadas pelo BSI ou pela Red de Medicina Transfusional del GCABA no período 2006-2017 e que foram repetidamente reactivos no rastreio ITT.

---

[1] Esclarece-se que as unidades se destinavam ao BSI do HGAJAF porque a "Rede" determina para qual BSI, dos hospitais públicos da GCABA, enviará as unidades de sangue que são extraídas nas recolhas que organiza. É possível que algumas, todas ou nenhuma delas cheguem ao HGJAF.

d) Amostra:

Não foi recolhida qualquer amostra. Foi analisada a população total de dadores estudados no período 2006-2017.

e) Critérios de inclusão:

1. Requisitos para ser aceite como dador de sangue ou de componentes sanguíneos para os quais é necessário:

1.1. Ter entre 18 e 65 anos de idade. Se tiverem menos de 18 anos, devem ter o consentimento dos pais e se tiverem mais de 65 anos, o hemoterapeuta deve avaliar se estão aptos a efetuar a dádiva.

1.2. Os candidatos devem ter passado o questionário e a entrevista médica/clínica,

1.3. Ter concluído o processo de doação.

2. Cumprir a definição de caso para ser considerado Verdadeiro Positivo para o período estudado e a doença em questão.

f) Critérios de exclusão

• Os doadores que não cumprem os critérios estabelecidos nas Resoluções Ministeriais 797/13, 139/14. 1507/15.

• Dadores repetidamente reactivos (RR) para qualquer um dos marcadores estudados que não correspondem à definição de verdadeiro positivo para cada doença.

g) Critérios de eliminação:

• Unidades fornecidas pela Rede de Medicina Transfusional a partir de outros PAÍSES, portanto não rastreadas no HGJAF.

• Doadores com dados de filiação incompletos, ilegíveis ou errados no Livro de Doadores do sistema de gestão informatizado do serviço.

• Unidades correspondentes à sangria terapêutica de pacientes com poliglobulia.

• Doações que cumpriam os critérios de inclusão e exclusão, mas que não correspondiam a uma primeira apresentação para doação neste BSI.

CAPÍTULO 2

Materiais e métodos

a) Variáveis:

Nos dadores aceites para o estudo, foram analisadas as variáveis dador sem/com ITT x, local de nascimento, domicílio, idade e sexo. As definições destas variáveis e as suas características podem ser consultadas na tabela 1.

Nome da variável	Papel no estudo	Definição teórica	Definição operacional	Escala de medição
Dador com/sem ITT x	Dependente	Dador de sangue com resultados positivos em pelo menos um dos 7 ITT para rastreio obrigatório no banco de sangue	Resultados possíveis: - Positivo - Não positivo	nominal
Local de nascimento	Independente:	Local de nascimento do dador declarado no momento do preenchimento do formulário de entrevista clínica	Categorias possíveis: CABA, NEA, NOA, região central, Cuyo, Patagónia[2][3] , países limítrofes, América não limítrofe, o resto.	nominal
Endereço		Endereço declarado pelo dador no momento do preenchimento do formulário de entrevista clínica	Partido para Bs. As. província. comuna para CABA3	nominal
Idade		Idade do dador calculada a partir da data de nascimento declarada aquando do preenchimento do formulário de entrevista clínica.	Idade =data de nascimento-data da dádiva	Numérica discreta
Sexo		sexo declarado pelo dador no momento do preenchimento do formulário de entrevista clínica	Masculino/feminino	nominal dicotómica

Quadro 1: Descrição das variáveis a estudar e respectivas definições

b) Variáveis de confusão

Foram definidas estratégias para reduzir, nos cálculos de prevalência, o efeito de confusão introduzido pelos erros de escrita na introdução de dados e pelos resultados falsos positivos e

---

[2] A divisão em regiões na Argentina está em conformidade com a do DEIS nos seus boletins *(Dir. de Estad^stica e Information de Salud, Min. de Salud y Desarrollo Social, sf.*

[3] Para atribuir os endereços às comunas da CABA, utilizámos o motor de busca de comunas do GCBA *(Buenos Aires Ciudad, Jefatura de Gabinete, sf).*

falsos negativos dos reagentes de rastreio. Estas estratégias são apresentadas no quadro 2.

Tipo de dados analisados	Possível fator de confusão	Elemento para diminuir o efeito
Resultado do rastreio ITT	Reacções cruzadas (especificidade do reagente)	Reacções de confirmação - reacções complementares Definição do caso (verdadeiro positivo e falso positivo)
	Sensibilidade do reagente / janela serológica / janela de eclipse / seleção do ponto de corte	Alterações tecnológicas/NAT/
	Transcrição dos dados e resultados para o sistema de gestão	Dupla verificação

Quadro 2: Factores de confusão e estratégias para reduzir o efeito dos factores de confusão

c) **Equipamentos, técnicas e instrumentos.**

i. **Bases de dados iniciais: Existem 2 bases de dados:**

(1) **Rhesus (Sistema de Gestion information de Banco de Sangre):** é a plataforma

informática onde são carregados todos os eventos da Unidade de Hemoterapia e

Inmunohematologia do Hospital Gral. de Agudos J, A. Fernandez. Estes eventos incluem tudo

o que está relacionado com a dádiva de sangue, transfusões, acompanhamento de grávidas,

etc. Para este trabalho adquirimos os dados, em formato eletrónico, do Livro de Dadores

correspondentes ao período 2006-2017.

(2) Ficheiro **Excel RR**: contém a informação de todos os testes laboratoriais (de rastreio,

confirmatórios, complementares) que foram realizados em cada dador que testou RR em pelo

menos um teste de rastreio. Um esboço deste ficheiro pode ser visto na Figura 1.

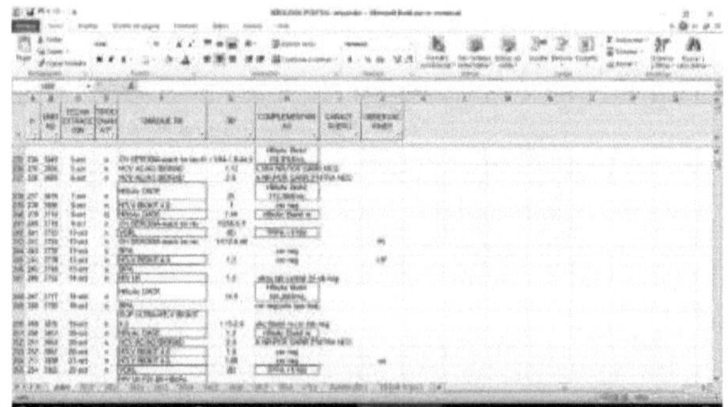

Ilustração 1: **Captura** de ecrã parcial do ficheiro Excel RR

ii. **Descrição do tratamento das bases de dados do sítio anterior:**

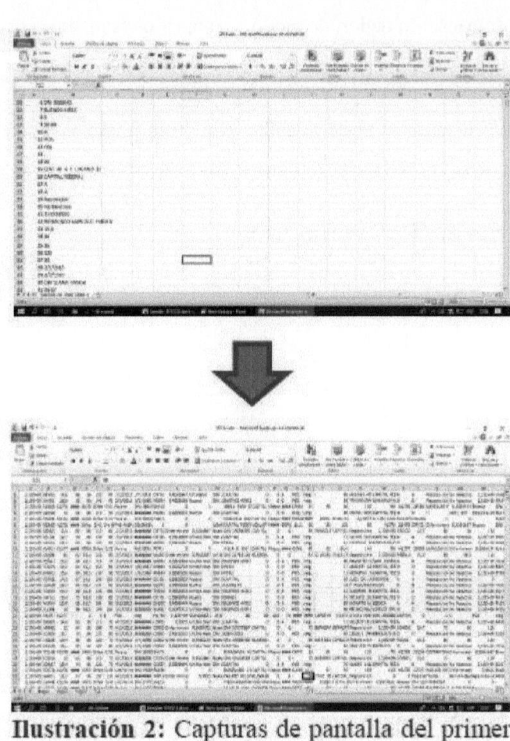

Ilustración 2: Capturas de pantalla del primer Excel obtenido por copiado del archivo RTF y del mismo post encolumnado.

Ilustração 2: Capturas de ecrã do primeiro ficheiro Excel obtido através da cópia do ficheiro RTF e do mesmo post colado.

(1) **Livro de Doadores Eletrónico**: O **Livro de Doadores** foi adquirido em formato de texto RTF. Este foi copiado para o MS Excel. A base de dados assim obtida teve de ser submetida a uma fase de triagem, a fim de agrupar corretamente as diferentes variáveis (ver ilustração 2).

(2) **Ficheiro RR Excel**: os resultados foram copiados confirmatório/complementar nas linhas adequadas da base de dados obtida a partir do livro de dadores

(3) **Total Excel: chamamos** ao ficheiro Excel obtido a partir da fusão as^.
da caderneta de dador ordenada (ii-1) e do RR Excel (ii-2).

(4) **Base de dados:** o Excel total foi limpo das colunas que contêm dados que não estão disponíveis:

- Permitem a identificação do dador, de modo a cumprir os requisitos éticos de salvaguarda da privacidade das pessoas estudadas.

- Não seriam objeto de análise neste trabalho, como um grupo sanguíneo ou uma pessoa para quem doaram.

O resultado foi uma base de dados aperfeiçoada e
anónimos, a que chamamos **"Base de Dados"**, (Gráfico

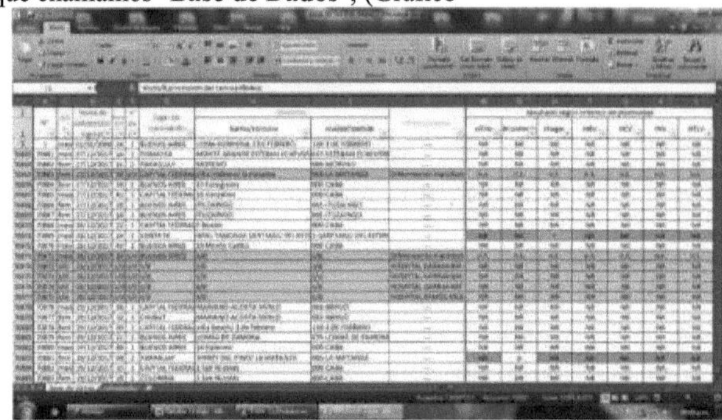

Ilustração 3: Captura de ecrã de um sector da base de dados final. A base de dados completa pode ser consultada no anexo 1.

(5) **Análise dos dados**: foi efectuada sobre a base de dados final, utilizando filtros e diferentes funções do MS Excel. Os resultados foram expressos com as medidas-resumo mencionadas na tabela 6 ou foram, em sua maioria, plotados com o MS Excel. Os que requereram o uso de outro software são:

- *Endereço do doador:* modificação do mapa efectuada com o Paint

- *Idade e sexo:* traçados como pirâmides populacionais utilizando o Epidat 4.2.

- *Diagramas e fluxogramas*: feitos com y-ed

<u>Clarificação:</u> A data da dádiva será utilizada como referência para o tipo de método de rastreio disponível nessa altura e para o cálculo da idade a partir da data de nascimento.

111.Métodos laboratoriais utilizados no período 2006-2017:

a. Rastreio

As técnicas de rastreio laboratorial variaram ao longo do tempo. O quadro 3 resume todas as metodologias utilizadas entre 2006 e 2017.

Doença	Painel de avaliação	Tipo Reagentes utilizados	Método do reagente

			Utilizador VDRL	floculação
Sffilis	Ácidos reagmáticos		VDRL RPR	Ligação favorecida por partículas de carbono
Brucelose	Anti Brucella Ac		BPA	Ligação direta
Chagas	Anticorpos anti-T cruzi		HAI	Aglutinação indireta de glóbulos vermelhos sensibilizados
			APG	Ligação indireta de partículas de gelatina sensibilizadas
			Lisado de tripanossoma ELISA	Imunoensaio colorimétrico
			Recombinante ELISA	Colourimmunoensaio com antigénio recombinante
			quimiluminescência	Imunoensaio de leitura luminescente de antigénio recombinante
Hepatite por VHB	Antigénios virais	HBsAg	ELISA	Imunoensaio colorimétrico
			quimiluminescência	Imunoensaio de leitura luminescente
		ADN viral	NAT	Biologia molecular qualitativa
	Anticorpos virais	HBcAc	ELISA	Imunoensaio colorimétrico
			quimiluminescência	Imunoensaio de leitura luminescente
Hepatite por HCV	Antigénios virais	Núcleo Ag	ELISA	Imunoensaio colorimétrico
			quimiluminescência	Imunoensaio de leitura luminescente
		ARN viral	NAT	Biologia molecular qualitativa
	Anticorpos virais	Ac anti VHC	ELISA	Imunoensaio colorimétrico
			quimiluminescência	Imunoensaio de leitura luminescente
	Antigénios e anticorpos virais simultâneos	Núcleo Ag+ anti-HCV Ac	ELISA4° ELISA4° ELISA4° ELISA4° ELISA4° ELISA4° ELISA4° ELISA4° ELISA4	Imunoensaio colorimétrico

			geração	
			Quimiluminação4° Químicos4° Químicos4° Químicos4° Químicos4° Químicos4° Químicos4° Químicos4° Químicos geração	Imunoensaio de leitura luminescente
VIH/SIDA	Antigénios virais	Núcleo Ag	ELISA	Imunoensaio colorimétrico
			quimiluminescência	Imunoensaio de leitura luminescente
		ARN viral	NAT	Biologia molecular qualitativa
	Anticorpos virais	Ac anti VIH	ELISA	Imunoensaio colorimétrico
			quimiluminescência	Imunoensaio de leitura luminescente
	Antigénios e anticorpos virais simultâneos	Núcleo Ag+ Anti-HIV Ac	ELISA4° ELISA4° ELISA4° ELISA4° ELISA4° ELISA4° ELISA4° ELISA4 geração	Imunoensaio colorimétrico
			Quimiluminação4° Químicos4° Químicos4° Químicos4° Químicos4° Químicos4° Químicos4° Químicos4° Químicos geração	Imunoensaio de leitura luminescente
ATLL/TSP	Anticorpos virais		ELISA	Imunoensaio colorimétrico
			quimiluminescência	Imunoensaio de leitura luminescente

Quadro 3: Reagentes utilizados no rastreio ITT, por doença e em diferentes períodos. É apresentada a justificação técnica para cada reação.

b. Provas adicionais:

As reacções complementares/confirmatórias realizadas internamente podem ser observadas no quadro 4, enquanto as que foram encaminhadas para outros centros são apresentadas no quadro 5.

Doença	Técnica utilizada	Base	Efeito
Sífilis	TPPA	Deteção de Acs trepondémicos	confirmatório
Chagas	ELISA	diferente da utilizada na rotina .-4	Aumento de Valor preditivo positivo
	APG	Deteção de Ac	
VHB	HBsAc	ELISA	complementares
VHC	2° Ac ELISA	cada marca tem uma conceção diferente de péptido recombinante	Aumento de Valor preditivo positivo
VIH	Western blot	Deteção de Ac com base em Ag separado separado por eletroforese	confirmatório

Quadro 4: Descrição das técnicas complementares/confirmatórias efectuadas no laboratório ITT do HGAJAF

Doença	Referido a
Brucelose	ANLIS Malbran, centro de referência para a brucelose
VIH	Laboratório Central do HGAJAF[4][5]
HTLV	INBRIS

Quadro 5 Enumeração dos locais para os quais foram enviadas amostras para confirmação.

---

[4] Se o ELISA de rotina que duplicou com o HAI era recombinante, foi realizado um ELISA de lisado de tripanossoma como terceira reação e vice-versa.

[5] Em caso de falta de reagentes no laboratório ITT do HGAF.

Processamento e análise de dados
a) Definição de um caso confirmado:

Com base nos algoritmos de diagnóstico e nos testes laboratoriais existentes, os casos considerados positivos para cada uma das 7 infecções estudadas foram definidos da seguinte forma

- **S^filis:** Teste Reagmático Reativo Repetido (RR) e TPPA Reativo *(Kamb, M & col, 2015)*

- **Brucelose** Qualquer teste positivo *(Moral, M & col, 2013)* dos seguintes testes efectuados pelo Centro Nacional de Referência (NRC) para a Brucelose *(Lucero, NE & col, 2008)*: fixação do complemento, teste do tubo (Wright), SAT, CELISA, IELISA

- **Chagas** RR em pelo menos duas técnicas de rastreio serológico, independentemente do título ou do rácio de positividade (pr) do resultado do rastreio *(Ministério da Saúde do país, 2012)*.

- **HBV** qualquer uma das seguintes combinações de marcadores *(Angeleri P, & col, 2016; Fainboim H& col , 2013)*:

  o HBsAg RR e/ou NAT RR e HBcAc RR

  o NAT NR, HBcAc RR e HBsAc RR

  o HBsAg NR, HBcAc RR e HBsAc RR

  o HBsAg RR, neutralização positiva e todos os outros marcadores NR

  o HBsAg RR e HBsAc RR

- **HCV** qualquer uma das seguintes combinações de marcadores *(Alter M & col, 2003; Angeleri P & col, 2016; Gregoire & col, 2018)*:

  o um único resultado de PR anti-HCV RR superior ao ponto de corte do CDC
  o 2 resultados anti-HCV por diferentes métodos, independentemente da RP

  o PCR ou NAT reativo (independentemente dos resultados serológicos)

  o HCV core Ag com neutralização positiva (independentemente dos resultados serológicos).

- VIH

ou rastreio de RR com reagentes de 3ª ou 4ª geração, independentemente da RP e de um dos seguintes marcadores reactivos/positivos *(Recoder, ML & col, 2016), (OPAS/OMS, 2009), (Gendler &*

Pascuccio, 2007), (Lya & col, 2004):

■ NAT

■ Western Blot

■ Neutralização do Ag P24

o ELISA 3ª geração RP>3 e outra técnica de anticorpos (APG, teste rápido) o p24 RR.

- HTLV Western Blot positivo NRC para retrovírus *(Berini & col, 2008).*

b) Tratamento dado a cada variável da base de dados

Nome da variável	Escala de medição	Medidas de síntese
Dador sem/com ITT x	nominal	Rácios: 1- Prevalência total=Nº de pessoas que sofrem do evento ou doença/população total para esse período e local x1000 2-Taxas específicas: definição igual por local de nascimento, por área de residência, por faixa etária, por sexo, por tipo de dador, por período de doação, cada uma expressa com o seu IC95%.
Data de nascimento	discreta numĕrica	Só será utilizado para calcular a idade se esta não tiver sido introduzida ou se houver um erro no cálculo.
Local de nascimento	nominal	N por categoria (para argentinos CABA ou região, para estrangeiros fronteiriços ou não fronteiriços dentro do continente ou fora do continente)
Endereço	nominal	em CABA (barrios/comunas) e Pcia BA (cidades/partido, GBA/não-GBA)
Idade	Numérica discreta	Média e mediana mais intervalos interquartis ou divisão em intervalos de 5 anos e histogramas.
Sexo	nominal dicotómica	N por categoria, % N por categoria, % N por categoria, % N por categoria, % N por categoria, % N por categoria, % N por categoria, % N por categoria, % N por categoria, % N por categoria, % N por categoria, % N por categoria, % N por categoria, %

Data da doação	números discretos	N/mês ou N/ano

Quadro 6: Classificação das variáveis a estudar e respetivo tratamento

Recursos e calendário de actividades

a) Recursos humanos:

Investigador responsável pelo projeto: *Bioq. **Silvina Alejandra Gendler***

c) Equipamentos e infra-estruturas.

1 PC, pacote MS Office e acesso à Internet, 1 pen drive, 1 impressora, 3 resmas de papel A4, 4 canetas, 1 cadeira, 1 secretária.

d) Aspectos éticos e regulamentares:

Antes da fase de campo, foi efectuada a respectiva apresentação ao CEI do HGAJAF. A investigação foi iniciada após a obtenção da autorização.

Durante o tratamento das bases de dados, apenas foram recolhidas as informações úteis para caraterizar o dador, evitando a utilização de qualquer elemento que permitisse a identificação de pessoas individuais, devido à sensibilidade das informações tratadas.

e) Calendário das actividades

Header group spanning all month columns: **EEM**

Descrição das tarefas		5			8	9	10			1				5			8	9	10	
Apresentação do projeto	█																			
Revisão da literatura	█	█	█	█	█	█	█	█	█	█	█	█	█	█	█	█	█	█	█	█
Avaliação dos instrumentos		█	█																	
Apresentação ao CEI do HGAJAF		█																		
Formação de trabalhadores no terreno/trabalhadores no terreno	–	–	–	–	–	–	–	–	–	–	–	–	–	–	–	–	–	–	–	–
Redação do relatório de progresso							█													
Codificação.			█	█	█	█	█	█	█	█										
Processamento de dados, análise de dados											█	█								
Redação do relatório final													█	█	█	█	█	█	█	█

Quadro 7: Cronograma das actividades realizadas

CAPÍTULO 4

Resultados:

a) Entradas no sistema de gestão eletrónica do livro dos doadores

No período 2007-2018, foi efectuado um total de 70892 registos no

Livro de dadores. Os critérios de inclusão/exclusão/eliminação reduziram estes registos a uma população final de 44244 dadores elegíveis para este estudo (ver gráfico). A restante população é composta por 7698 unidades fornecidas pela Rede de Medicina Transfusional, 15556 dadores que foram adiados, temporária ou definitivamente, e 3394 por dados filiatórios incompletos/elegíveis ou por não terem sido a primeira dádiva estudada neste serviço (ver gráficos 2 e 3).

Como se pode ver no quadro 8, os adiamentos aumentam acentuadamente entre 2009 e 2010. Este facto deve-se a uma alteração dos métodos de trabalho do serviço a partir desse ano. Até então, só eram registados no sistema informático os deferimentos por causas relacionadas com a colheita da unidade de sangue (lipotimia, agulha entupida, etc.) e, a partir de 2010, foram acrescentados todos os deferimentos durante a entrevista médico-clínica, pelo que os valores dos primeiros 3 anos não seriam comparáveis com os restantes.

De referir ainda que a descida, no mesmo quadro, do número no último ano na coluna "Dadores elegíveis", se deveu a um novo regulamento *(RM 1508/17)* em vigor a partir desse ano, que exige que sejam solicitados dadores de substituição aos doentes, quer necessitem ou não de apoio transfusional.

Registos no livro de dadores

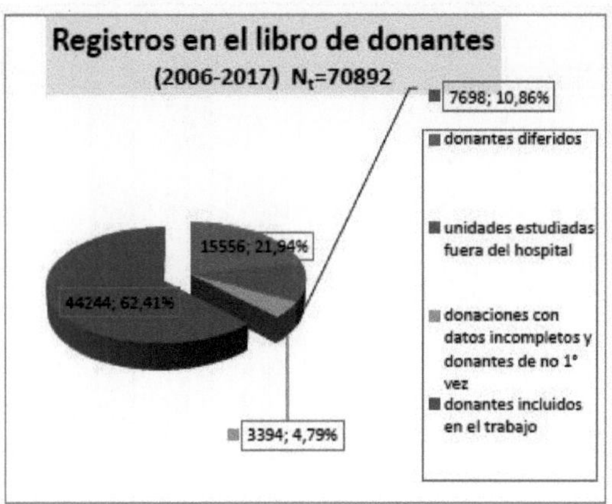

■ 7698; 10,86%
■ doadores diferidos
■   unidades estudadas fora do hospital
■   doações com dados incompletos e doadores sem 1.
Desta vez
■   doadores incluídos na obra

Gráfico 1: Total de registos nos livros de doadores entre 2006 e 2017 por fonte de produção. Para cada uma das 4 categorias é indicado o montante (N) e a percentagem que representa do rendimento total.

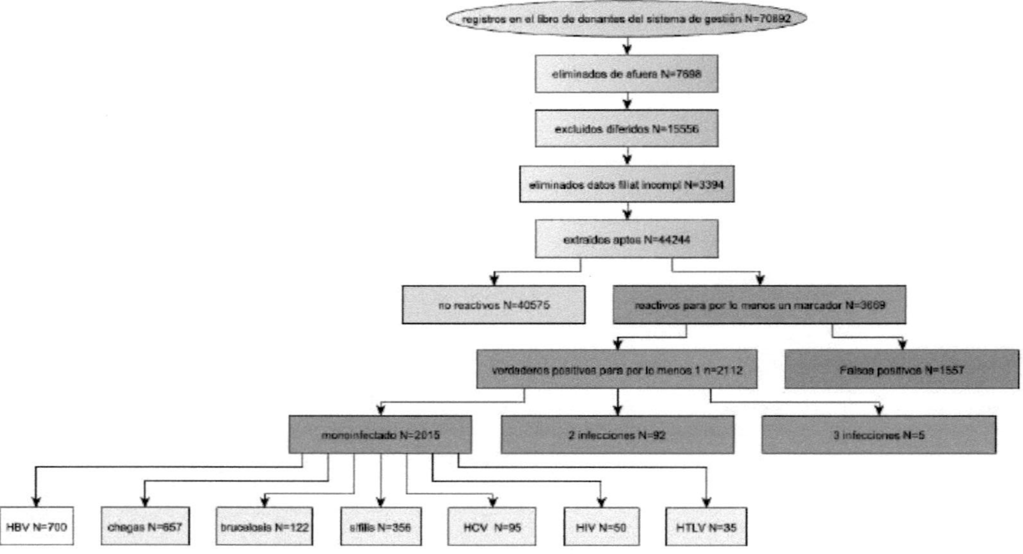

Figura 2: Total de registos no Livro de Dadores de acordo com os critérios de inclusão/exclusão/eliminação e a classificação dos dadores incluídos no estudo.

Ano	Eliminado		Excluído	Incluindo	Total
	Unidades estudadas noutros centros	Dadores extraídos rejeitados	Dadores diferidos	Dadores elegíveis removidos	
2006	671	124	150		4945
2007	650	227		4297	5301
2008	643	281	130	4446	5500
2009	459	335		3917	4840
2010	505	313	1264	3987	6069
2011	940	308	1623	3293	6164
2012	794	319	1646	3260	6019
2013	1037	273	1857	3145	6312
2014	279	365	2054	4543	7241
2015	451	308	3145	3744	7648
2016	568	283	2097	3219	6167
2017	701	258	1334	2393	4686
Soma	*7698*	*3394*	*15556*	*44244*	*70892*
Média	607,38	274,45	758,39	3632,57	5844,12
Desvio padrão	212,84	61,81	980,86	636,03	916,25
Máximo.	1037	124	3145	3917	7648
Min.	451	227		2393	5301

Quadro 8: Total de registos no livro de dadores entre 2006 e 2017 de acordo com a sua fonte de produção por ano.

b) Características da população em estudo:

Seguidamente, serão discutidas as características dos 44244 dadores que cumpriam os critérios de inclusão/exclusão/eliminação.

a. TTIs obrigatórias estudadas

i. Casos positivos

Aplicando a definição de caso (ver secção 7-a) para cada uma das 7 infecções de rastreio obrigatório no Banco de Sangue, foram contabilizados 385 casos de s^filis, 129 casos de brucelose, 713 casos de doença de Chagas, 776 casos de infeção por VHB, 111 casos de hepatite C, 58 casos de VIH positivo e 42 casos de infeção por HTLV. A distribuição dos casos por ano pode ser observada na tabela 9. Neste ponto, deve ser esclarecido que, no período de 2006-2008, não houve possibilidade de confirmar a brucelose, pelo que não foram registados casos nesse período.

INFECCION	AÑO												Total
	2006	2007	2008	2009	2010	2011	2012	2013	2014	2015	2016	2017	
sifilis	32	31	44	11	15	18	33	32	52	52	40	25	385
brucelosis	s/d*	s/d	s/d	9	10	12	7	11	23	23	11	23	129
chagas	85	94	88	58	61	45	46	35	62	66	50	23	713
HBV	79	66	80	74	73	55	80	56	58	55	54	46	776
HCV	17	19	12	7	12	11	7	3	4	6	9	4	111
HIV	6	3	9	4	7	6	3	2	9	6	0	3	58
HTLV	4	3	4	8	2	1	1	3	6	4	3	3	42

Quadro 9: Número de positivos para cada uma das 7 infecções estudadas por ano.

ii. Prevalência total

A partir da fórmula geométrica:

pessoas que sofrem de uma doença específica n
P=   л 10 para esse momento y lugar
população total

(ver glossário e quadro 6), a prevalência total de cada ITT de rastreio obrigatório foi calculada

como o número de casos positivos verdadeiros em relação ao total de 44244 dadores

estudados. A exceção a este cálculo foi a brucelose. Neste caso, como não foi possível

discriminar os verdadeiros positivos dos falsos positivos nos primeiros 3 anos, como

explicado acima, os dadores desses anos foram excluídos do cálculo da prevalência total. Por

conseguinte, o denominador foi reduzido para 31501 dadores para esse ITT. Ver quadro 9 e

gráfico 3.

iii. Prevalência anual

Os resultados da prevalência anual para cada uma das 7 infecções estudadas, expressos por

1000 dadores, e a sua variação ao longo do período de estudo são apresentados abaixo

(gráficos 4 a 10 e tabela 10).

ITT	Prevalência média anual	Desv. Stand.
Sífilis	8,80	3,43
Brucelose	4,26	2,39
Chagas	15,70	3,80
VHB	17,73	2,95
VHC	2,46	1,17
VIH	1,27	0,63
HTLV	0,94	0,48

Quadro 10: Prevalências médias anuais para cada ITT expressas por 1000 dadores

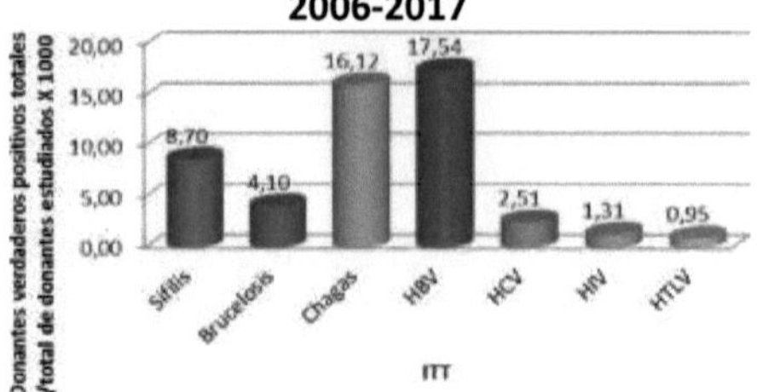

Figura 4: Prevalência total de cada ITT de rastreio obrigatório no período 2006-2017

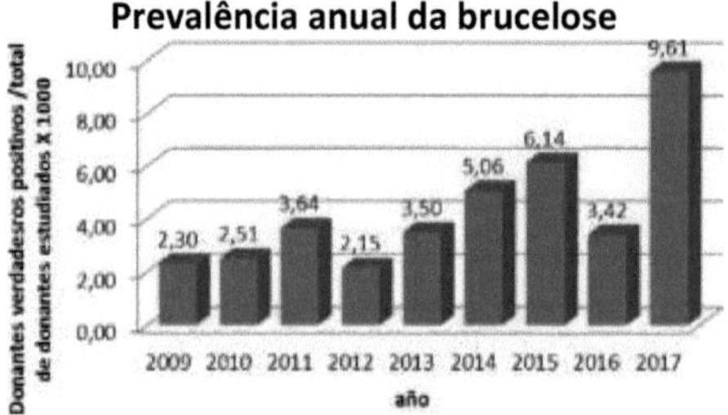

Figura 5: Prevalência anual de brucelose em dadores no período 2009-2017

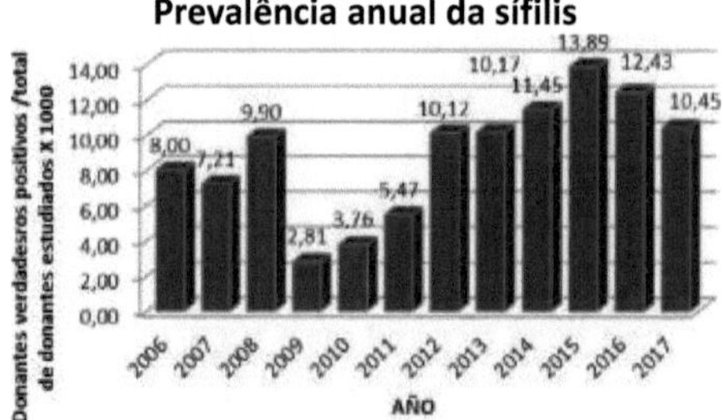

Figura 3: Prevalência anual de sífilis em dadores no período 2006-2017

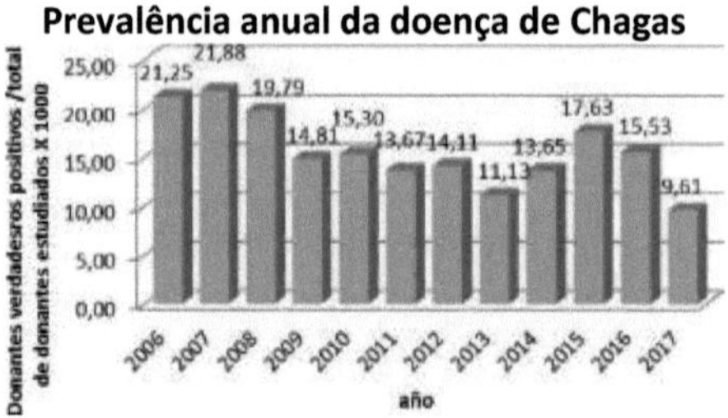

Figura 6: Prevalência anual da doença de Chagas em dadores no período 2006-2017

Prevalência anual da infeção pelo VHB

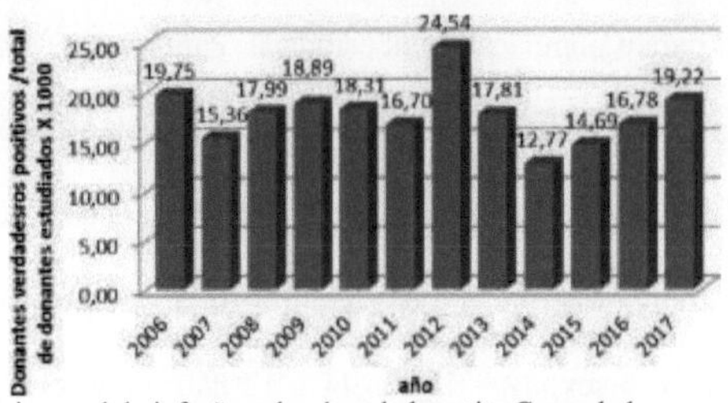

Figura 7: Prevalência anual da infeção pelo vírus da hepatite C nos dadores no período 2006-2017

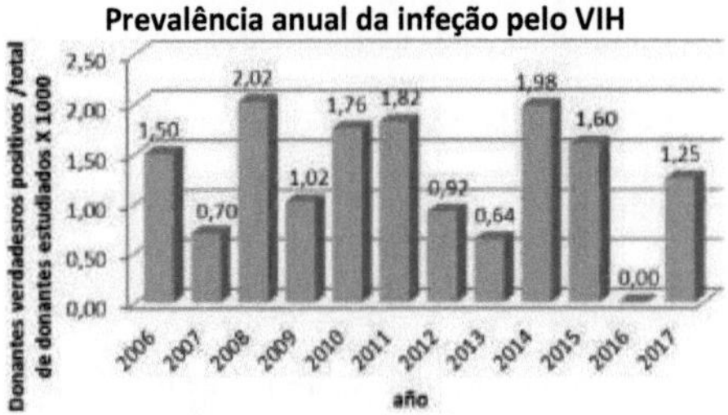

Figura 9: Prevalência anual da infeção pelo Vírus da Imunodeficiência Humana em dadores no período 2006-2017

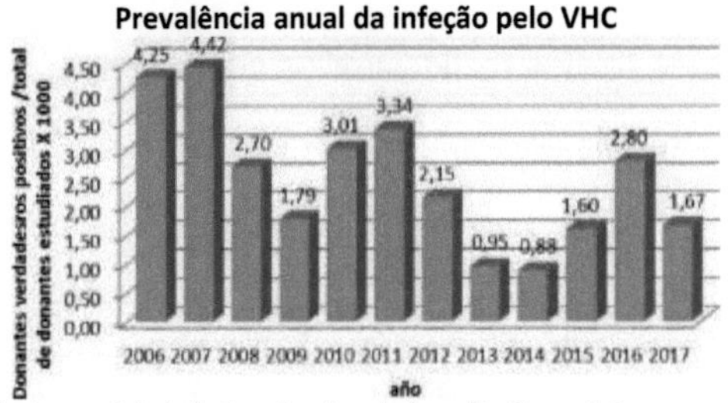

Figura 8: Prevalência anual da infeção pelo vírus da hepatite C nos dadores no período 2006-2017

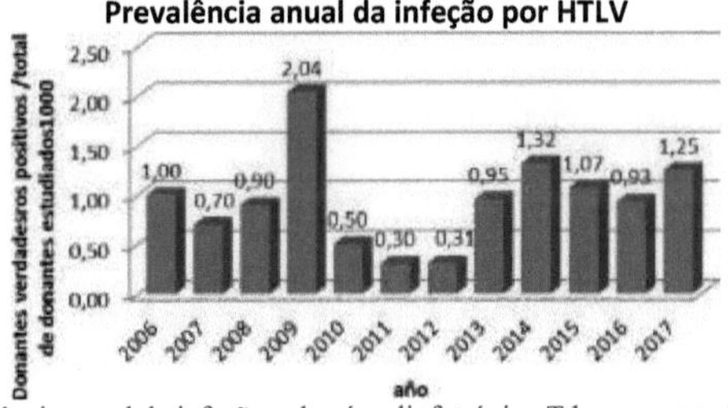

Figura 10: Prevalência anual da infeção pelo vírus linfotrópico T humano em dadores 2006-2017

b. Distribuição dos dadores por idade e sexo:

As médias etárias (quadro 10) para cada um dos grupos de positivos não mostram uma diferença notável entre os sexos, mas em vários casos a mediana e/ou a moda são diferentes, o que indica uma distribuição idade/sexo com características próprias para cada ITT.

O rácio homens/mulheres varia entre um mínimo de 1,39 para a brucelose e um máximo de

3,83 para o VIH e 2,47 para a população total estudada. Para a sífilis é de 2,74, para a doença de Chagas é de 3,60 e para o HBV, HCV e HTLV é de 3,19, 2,08 e 2,50, respetivamente.

A Tabela 10 apresenta os valores da média, mediana e moda para cada sexo em cada ITT.

As figuras 11 a 20 mostram a distribuição dos dadores (totais ou positivos, conforme o caso) por quintis, de acordo com o sexo. As figuras 11 e 12 não foram construídas com base nos resultados desta investigação, mas são acrescentadas como referência para discussão posterior. Uma vez que 99,41% dos dadores estão domiciliados na CABA ou na província de Buenos Aires, o primeiro gráfico foi feito adicionando as populações da província de Buenos Aires e da CABA com base nos dados do Censo Populacional de 2010 *(Inst. Nac. de Estad^sticas y Censos, 2010)*, tomando apenas os quintis que correspondem a pessoas elegíveis para doar sangue, de acordo com a lei (ou seja, 18 a 65 anos de idade). Este gráfico mostra uma população com ligeiras tendências de envelhecimento, onde não há evidência de predominância de um sexo sobre o outro.

O gráfico seguinte, que é consistente com uma população jovem, corresponde aos dadores diferidos, ou seja, aqueles que não estavam em condições de doar. Também aqui não há predominância de género.

Figura 13, que representa os dadores que foram inscritos neste estudo. Este gráfico mostra que a população masculina torna-se predominante, mantendo o padrão de uma população jovem. A predominância do sexo masculino sobre o feminino se mantém para os positivos dos diferentes ITTs estudados, embora cada caso apresente distribuições etárias diferentes.

Sexo		M	F
Total de dadores	metade	35,9	36,4
	mediana		35
	modo		26
	N	31498	12746
Sífilis	metade	39,0	37,1
	mediana		
	modo		23
	N	282	103
Brucelose	metade	35,5	32,3
	mediana		30,5
	modo	26	
	N	75	
Chagas	metade	42,3	42,3
	mediana		
	modo		
	N	558	155
VHB	metade	40,0	39,4
	mediana		
	modo		
	N	591	185
VHC	metade	43,5	37,0
	mediana	43	
	modo	35	
	N	75	
VIH	metade	35,7	38,2
	mediana	35,5	37,5
	modo		
	N	46	
HTLV	metade	36,8	41,2
	mediana		
	modo		
	N	30	

Quadro 11: Total de casos, média, mediana e moda das idades de todos os dadores rastreados e dos dadores ITT positivos, separados por sexo.

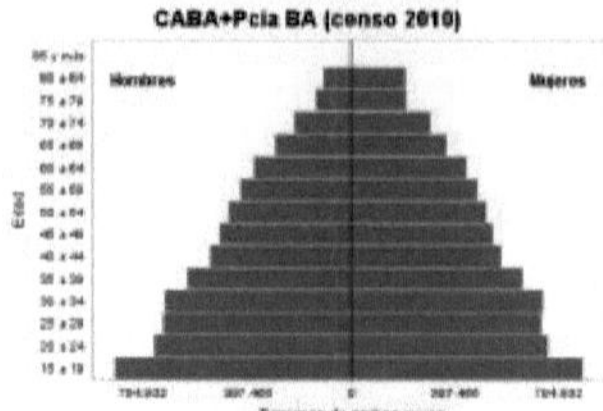

Gráfico 11:-Sumatoria de la población de CABA y provincia de Buenos Aires según censo 2010 por quintiles y sexo.

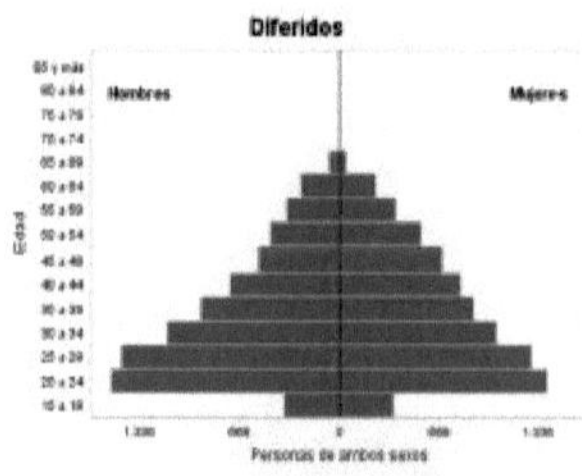

Gráfico 12: Donantes diferidos realizadas en el BSI del HGAJAF y en donaciones recibidas de colectas de la Red de Medicina Transfusional del GCABA por quintiles de edad y sexo para el periodo 2006-2017.

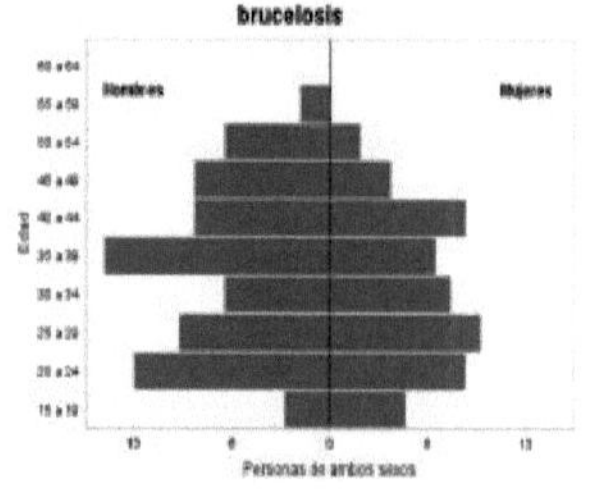

Gráfico 14: Donantes positivos para Sífilis por quintiles y sexo para el periodo 2006-2017.

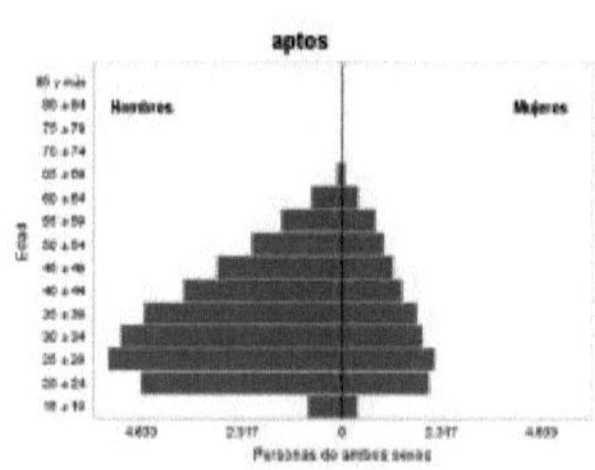

Gráfico 13:-Donantes aptos según los criterios de inclusión/exclusión/eliminación por quintiles de edad y sexo para el periodo 2006-2017.

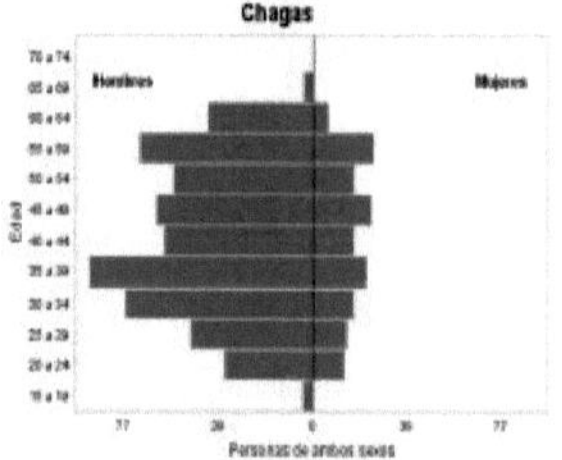

Gráfico 15: Donantes positivos para Brucelosis por quintiles de edad y sexo para el periodo 2006-2017.

Gráfico 16: Donantes positivos para Chagas por quintiles de edad y sexo para el periodo 2006-2017.

Figura 11:- População da CABA e da província de Buenos Aires de acordo com o censo de 2010 por quintis e sexo.

Figura 12: Doações diferidas feitas no BSI do HGAJAF e doações recebidas das coleções da Red de Medicina Transfusional del GCABA por quintis de idade e sexo para o período 2006-2017.

Figura 13: Dadores elegíveis de acordo com os critérios de inclusão/exclusão/eliminação, por quintis de idade e sexo, no período 2006-2017.

Figura 14: Dadores positivos para a sífilis, por quintil e sexo, no período 2006-2017.

Figura 15: Dadores positivos para brucelose por quintis de idade e sexo para o período 2006-2017.

c. Distribuição dos dadores por local de nascimento

Os dadores estudados no BSI do Hospital J. A. Fernandez no período 2006-2017 foram classificados de acordo com o seu local de nascimento. Para o efeito, foi utilizada a divisão em regiões do nosso país proposta pelo DEIS (ver Mapa 1). A CABA foi colocada como uma categoria separada. Os estrangeiros foram agrupados entre os pertencentes a países vizinhos,

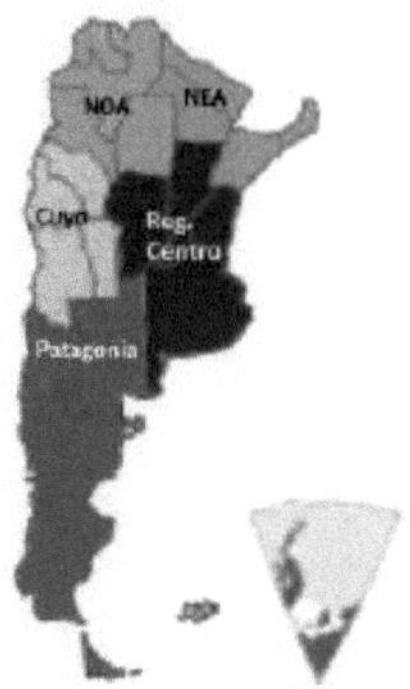

Mapa 1: Regiões geográficas em que as províncias argentinas estão agrupadas de acordo com os boletins DEIS *(Ministério da Saúde, Argentina, n.d.).*

Americanos de países não fronteiriços e do resto do mundo. Os resultados são apresentados no gráfico 21

Utilizando os mesmos critérios, foram representados os dadores positivos para cada ITT no mesmo período e local (gráficos 22 a 28). A Tabela 12 mostra os dados totais por local de nascimento e marcador positivo.

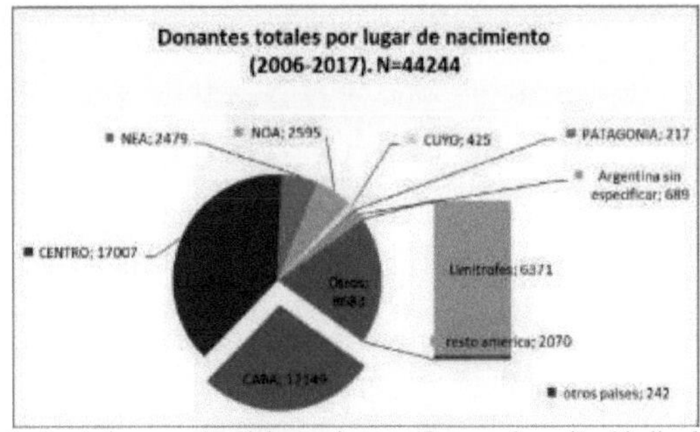

Figura 21: Distribuição dos dadores por local de nascimento. O nome da região é indicado pelo número total de dadores estudados.

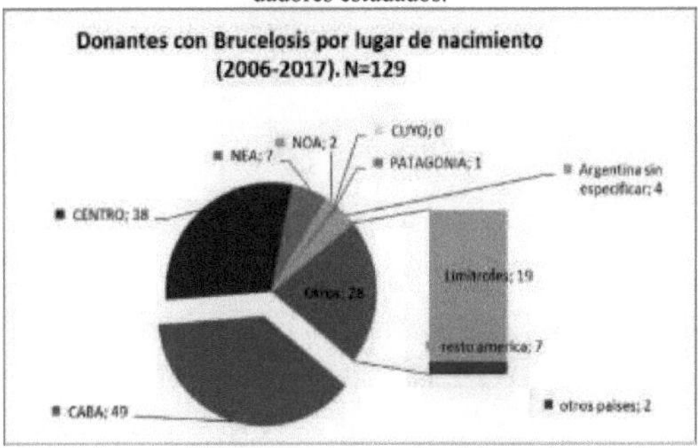

Figura 23: Distribuição dos dadores positivos à brucelose por local de nascimento. O nome da região é indicado pelo número total de dadores testados.

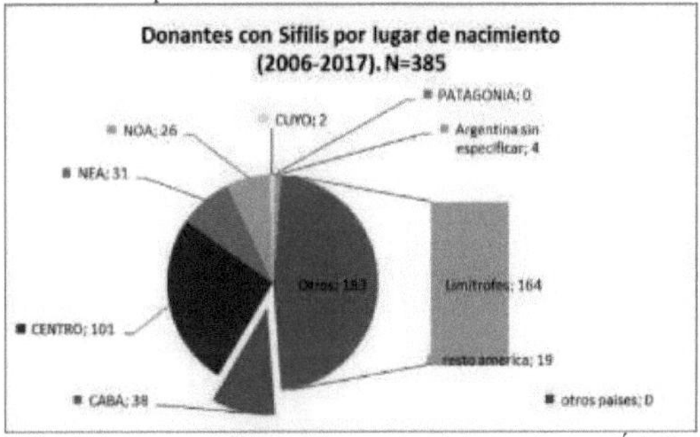

Figura 22: Distribuição dos dadores com sífilis positiva por local de nascimento. É indicado o nome da região e o número total estudado.

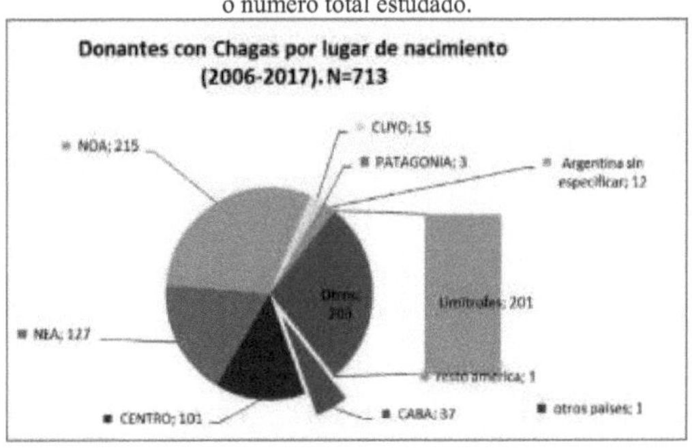

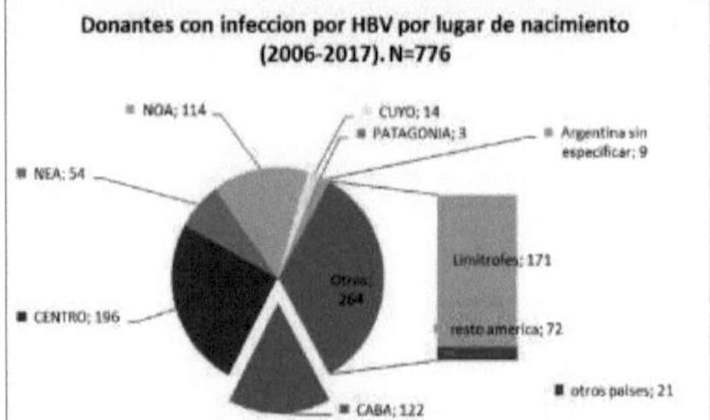

Figura 25: Distribuição dos dadores HBV-positivos por local de nascimento. É indicado o nome da região e o número total de dadores testados.

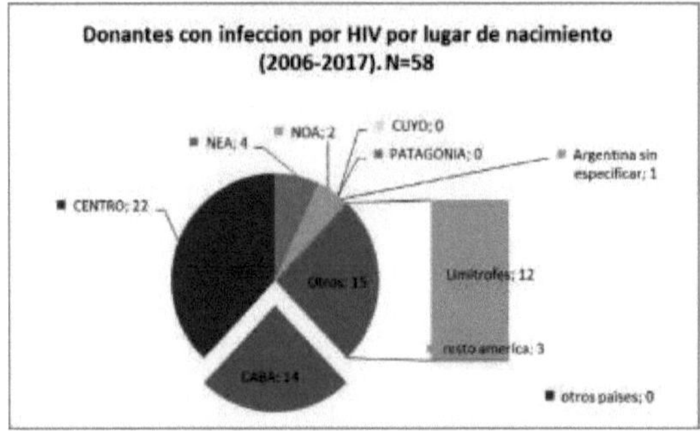

Figura 27: Distribuição dos dadores seropositivos por local de nascimento. O nome da região é indicado y o número total de dadores testados.

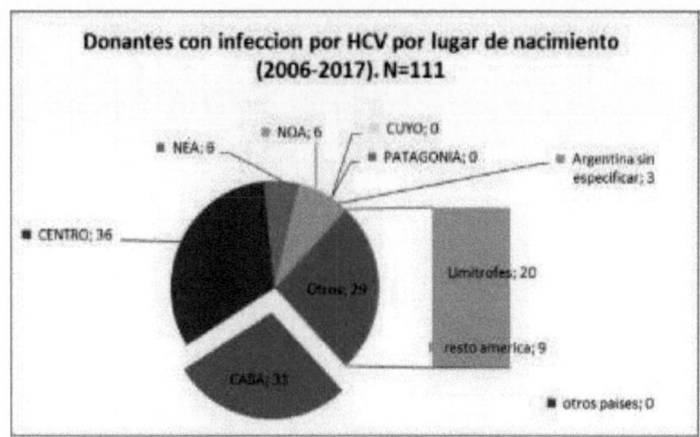

Figura 26: Distribuição dos dadores positivos para o VHC por local de nascimento. São indicados o nome da região e o número total estudado.

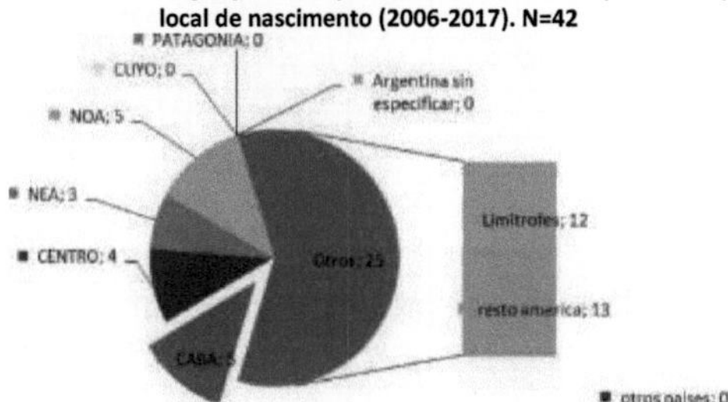

Figura 28: Distribuição dos dadores HTLV-positivos por local de nascimento. É indicado o nome da região e o número total de dadores estudados.

Region	Provincia	Total donantes	Sifilis	Brucelosis	Chagas	HBV	HCV	HIV	HTLV
	CABA	12149	38	49	37	122	31	14	5
CENTRO	BUENOS AIRES	15632	88	32	75	166	31	19	4
	CORDOBA	358	3	3	6	11	3	1	
	SANTA FE	384	6	2	13	11	1	1	
	ENTRE RIOS	581	4	1	6	8	1	1	
	LA PAMPA	52				1			
NEA	CORRIENTES	734	7	2	22	8	1	3	
	MISIONES	698	10		8	22	1		2
	CHACO	692	8	3	77	14	4	1	1
	FORMOSA	355	6	2	20	9			
NOA	JUJUY	474	2	1	15	45		1	3
	SALTA	507	5		27	43	1		2
	TUCUMAN	669	10	1	28	10	2		
	SANTIAGO DEL ESTERO	763	6		135	6	1		
	CATAMARCA	131	1		9	7	1		
	LA RIOJA	51	2		1	3	1	1	
CUYO	MENDOZA	229			7	6			
	SAN JUAN	124	2		5	6			
	SAN LUIS	72			3	2			
PATAGO-NIA	RIO NEGRO	52			2	1			
	NEUQUEN	54				1			
	SANTA CRUZ	37		1	1	1			
	CHUBUT	62							
	TIERRA DEL FUEGO	12				1			
	Argentina sin especificar	689	4	4	12	9	3	1	
Limítrofes	URUGUAY	496	6	1	2	20	3	1	
	BRASIL	118			1	3			
	PARAGUAY	4610	149	15	94	103	14	10	9
	BOLIVIA	965	9	2	104	42	1	1	2
	CHILE	182		1		3	2		1
RESTO SUDAMERIC	PERU	1734	17	5	1	67	8	3	13
	COLOMBIA	259	1	1		3	1		
	ECUADOR	3							
	VENEZUELA	3							
RESTO AMERICA	CUBA	38	1	1		1			
	Rep. DOMINICANA	3				1			
	NICARAGUA	1							
	MEXICO	1							
	USA	27							
	CANADA	1							
EUROPA	ALEMANIA	40				3			
	AMSTERDAM	15				2			
	ESPAÑA	55		1	1	1			
	FRANCIA	13							
	GRECIA	2				1			
	ITALIA	47				1			
	SUIZA	1							
	RUMANIA	1							
	RUSIA	9				1			
	UCRANIA	17		1		2			
CERCANO ORIENTE	ARMENIA	1				1			
	TURQUIA	8							
	IRAN	1							
	ISRAEL	1							
	EGIPTO	1							
	ARGELIA	1							
LEJANO ORIENTE	JAPON	1							
	TAIWAN	5				2			
	CHINA	13				5			
	COREA	8				2			
	FILIPINAS	2							
	suma	44244	385	129	713	776	111	58	42

Quadro 12: Dadores por local de nascimento

d. Distribuição dos dadores por endereço

Para localizar geograficamente o Banco de Sangue Intra-hospitalar, onde o trabalho foi realizado, o mapa 2 mostra a divisão política da CABA, de acordo com a lei das comunas *(lei 1777/05)*, sobreposta à divisão por **Áreas Programáticas**.

Neste mapa, é colorida a zona do programa correspondente a Htal Fernandez. Esta área inclui a comuna 14 (Palermo), a comuna 2 (Recoleta) e o bairro Retiro, que é um dos seis que compõem a comuna 1. Este último bairro inclui um dos bairros de lata mais importantes da cidade em termos de número de habitantes.

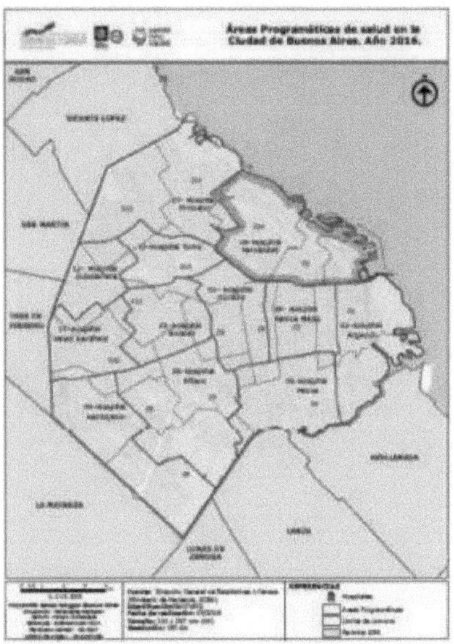

Mapa 2: A localização da zona do programa correspondente a Htal Fernandez está assinalada a amarelo (DGEyC, GCABA, *(Dir. Gral. de Estad^sticay Censos, GCABA, 2016).*

A CABA, por sua vez, está rodeada por um aglomerado urbano chamado Grande Buenos Aires (GBA), que pertence à província com o mesmo nome. A GBA foi delimitada por lei provincial *(Legislatura da Província de Buenos Aires, 2006)* com o objetivo, entre outros, de descentralizar a administração dos distritos mais populosos. A bibliografia mostra diferentes formas de agrupar os distritos que compõem a GBA, como mostram os mapas 3 e 4. No primeiro, os municípios mais próximos da CABA estão divididos em três zonas geográficas: Norte, Oeste e Sul. No segundo mapa, os distritos estão divididos em 4 coroas ou cordões concêntricos.

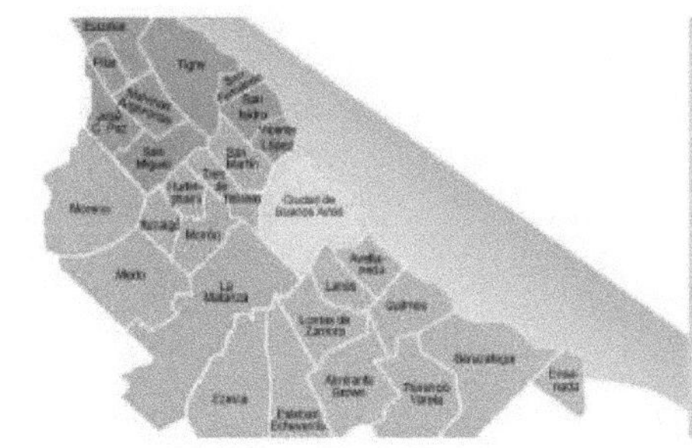

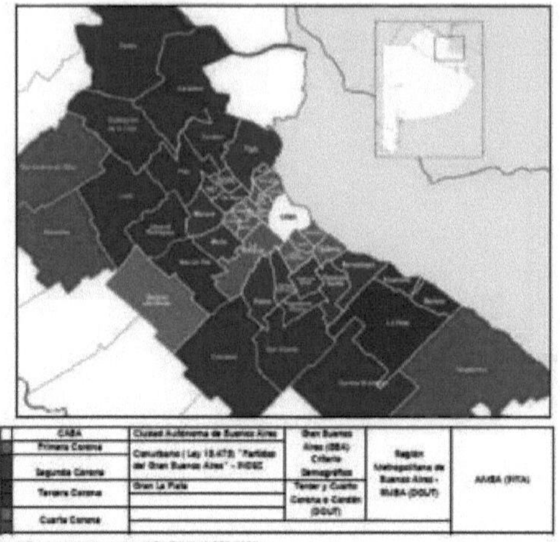

Mapa 4: Quatro coroas ou cordões que rodeiam a CABA e a sua localização na província de Buenos Aires
(Kozel, A;
& col, 2017))

Os dadores foram classificados de acordo com o endereço declarado na data da dádiva em 4 categorias: CABA, Província de Buenos Aires, outras províncias e outros países. Para as duas últimas categorias, o número de dadores foi marginal, tanto para o número total de dadores estudados (0,59%) como para os positivos para os diferentes ITT, como se pode ver nos gráficos 29 a 36.

Embora o hospital esteja localizado na CABA, recebe mais doações de habitantes da Província de Buenos Aires (55,03%) do que da própria cidade (44,37%). Proporções semelhantes são observadas nos positivos para Sífilis, Chagas e HCV, mas não para as outras infecções estudadas.

A fim de tentar compreender melhor as diferenças na distribuição por endereço declarado, foi efectuada uma análise separada para cada uma destas duas grandes categorias.

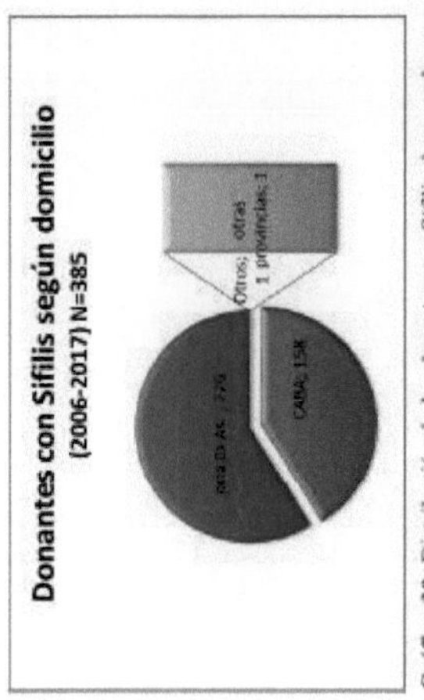

Figura 29: Distribuição dos dadores inquiridos de acordo com o seu endereço declarado
Figura 31: Distribuição dos dadores com brucelose de acordo com o seu endereço declarado.
Figura 30: Distribuição dos dadores com sífilis de acordo com o seu endereço declarado.
Figura 32: Distribuição dos dadores com doença de Chagas de acordo com o seu endereço declarado.

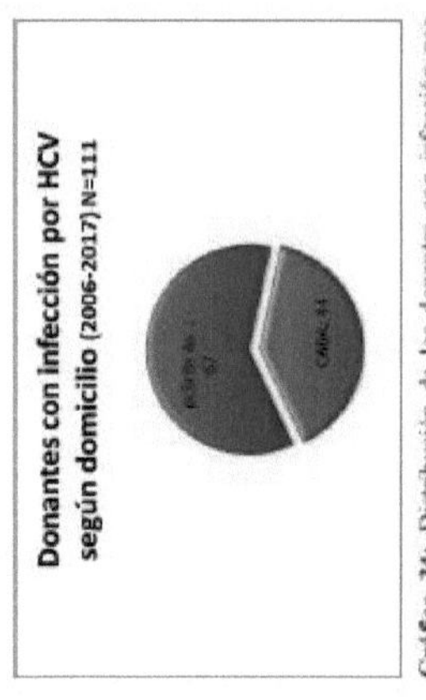

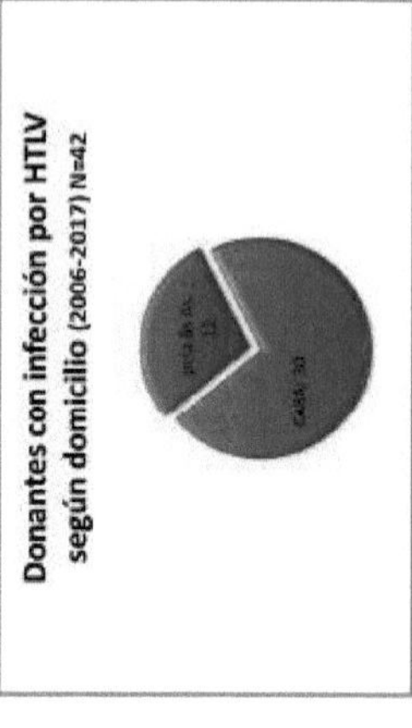

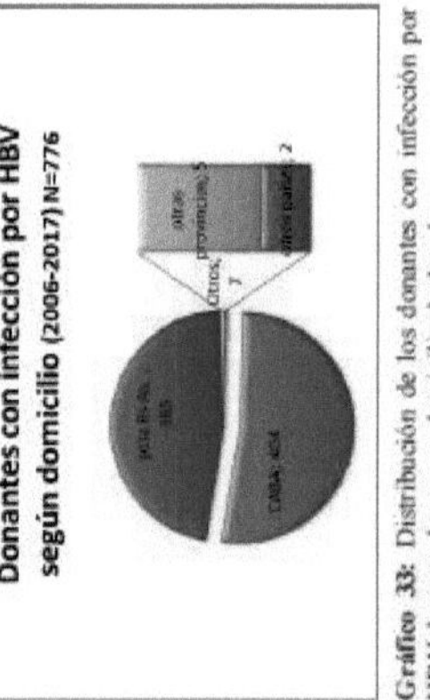

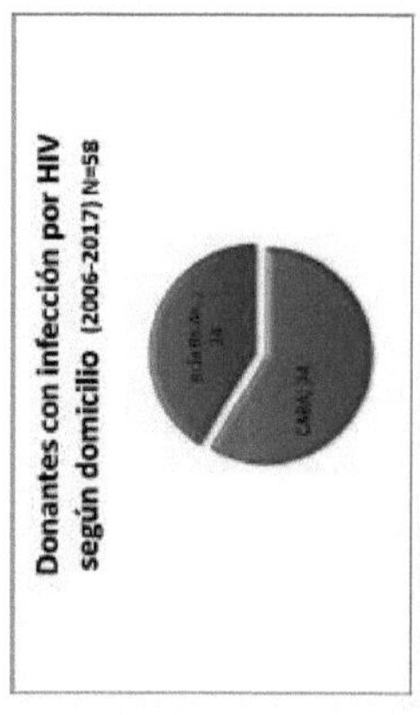

Figura 33: Distribuição dos dadores com infeção pelo VHB de acordo com o seu endereço declarado.
Figura 35: Distribuição dos dadores com infeção por VIH de acordo com o seu endereço declarado.
Figura 34: Distribuição dos dadores com infeção por VHC de acordo com o seu endereço declarado.
Figura 36: Distribuição dos dadores infectados com HTLV de acordo com o seu domicílio declarado

1. Doadores domiciliados na CABA

A Figura 37 mostra a distribuição dos doadores de acordo com cada uma das 15 comunas em que a CABA está dividida. Como se pode ver, as maiores porções de barras, na maioria das colunas, correspondem às comunas 1 e 14. A parte correspondente à outra comuna que faz parte da área programática do Hospital não é tão visível: a comuna 2.

As excepções ao acima exposto são:

■ HTLV: no 14º é inexistente, mas no seu lugar torna-se relevante a comuna 5, formada pelos bairros de Almagro e Boedo,

■ Brucelose: As comunas 6 e 8 são as mais importantes.

■ VIH: as zonas correspondentes às comunas 3, 4 e 7 são alargadas.

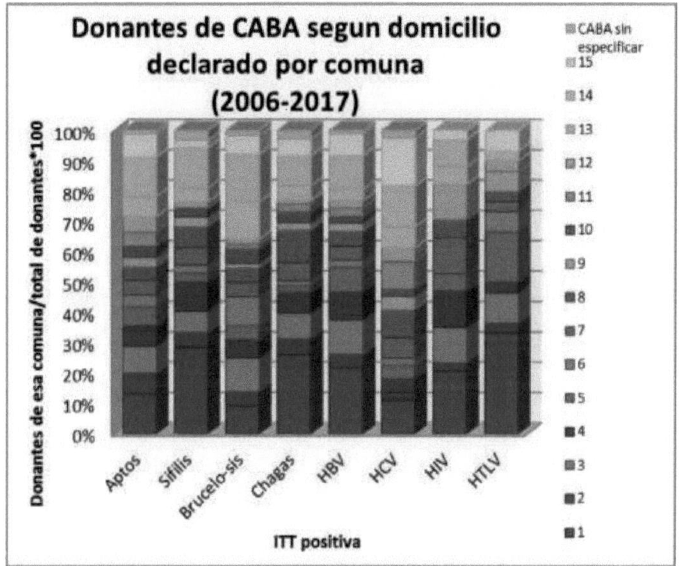

Figura 37: Proporção de doadores por município para o número total de doadores domiciliados na CABA e para cada uma das ITT estudadas.

Se classificarmos os casos positivos para cada uma das ITT estudadas segundo o município, a cor que mais se destaca (gráfico 38) é a que corresponde às infecções pelo VHB, seguida da Chagas e da Sífilis, com excepções como o município 12 para o VIH ou o município 11 para o HTLV.

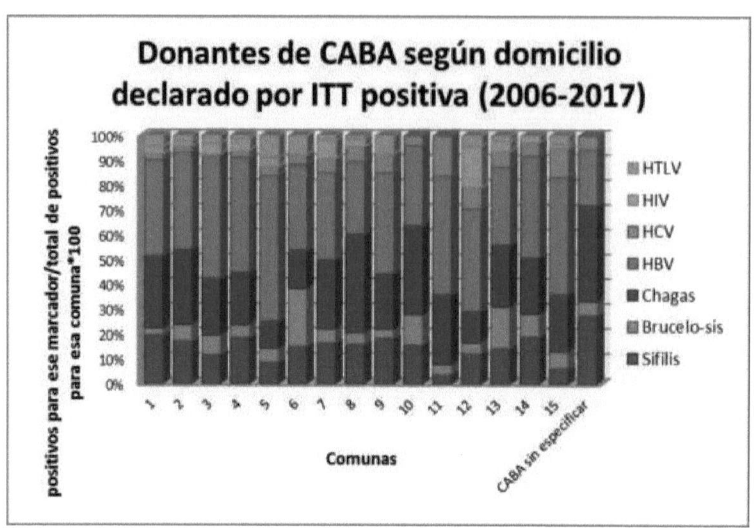

Figura 38: Proporção de dadores com ITT positivo por município

O mesmo se pode ver no mapa 5, que mostra as relações geográficas das comunas e o número total de dadores estudados. Da mesma forma, os mapas 6 a 12 mostram essas relações por marcador ITT. Em todos eles destaca-se a comuna 14, pois, como já mencionado, é a localização do Banco de Sangue onde foi realizado ёste trabalho.

A Tabela 13 mostra os números absolutos utilizados para construir estes mapas. O quadro 14 mostra a distribuição do número total de dadores domiciliados na CABA, segundo o município e o local de nascimento. Neste quadro, é feita uma menção especial ao bairro do Retiro (comuna 1).

Finalmente, é importante mencionar que a percentagem de dadores nascidos na CABA+Pcia de Bs As, como percentagem do total dos estudados para cada município, varia entre 76,48% (município 10) e 34,26% no município 1, sendo ainda mais baixa se considerarmos neste último apenas o bairro do Retiro (21,79%).

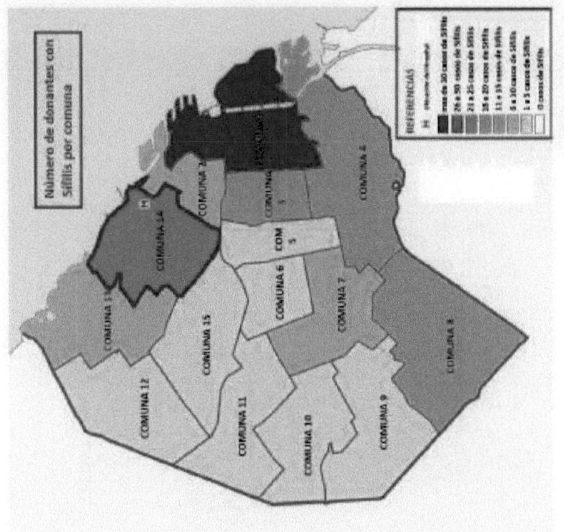

Mapa 6. Donantes con Sífilis según comuna en que se domicilian.

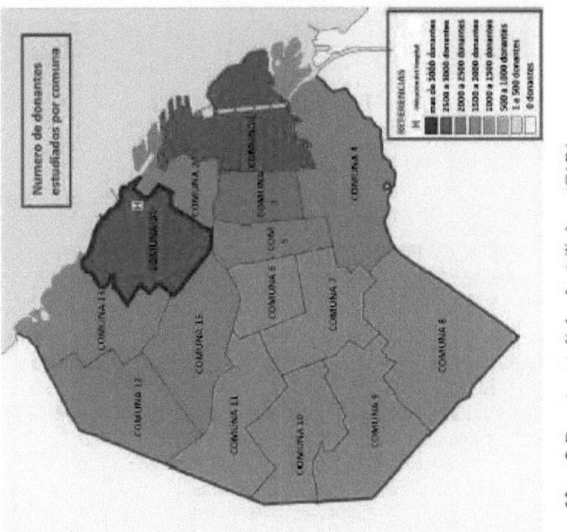

Mapa 5: Donantes estudiados domiciliados en CABA por comuna.

Mapa 5: Dadores inquiridos domiciliados na CABA por município.
Doadores com sífilis segundo a comuna onde vivem.

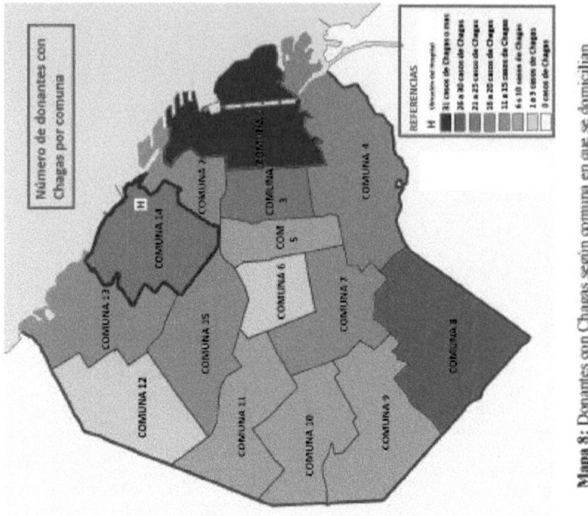

Mapa 8: Donantes con Chagas según comuna en que se domicilian.

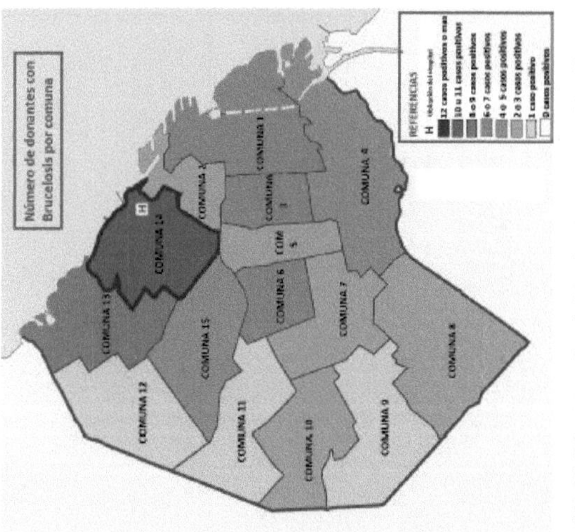

Mapa 7: Donantes con Brucelosis según comuna en que se domicilian.

Mapa 7: Dadores com brucelose de acordo com a comuna em que foram doados.
Mapa 8: Dadores com doença de Chagas de acordo com a comuna em que fizeram a doação.

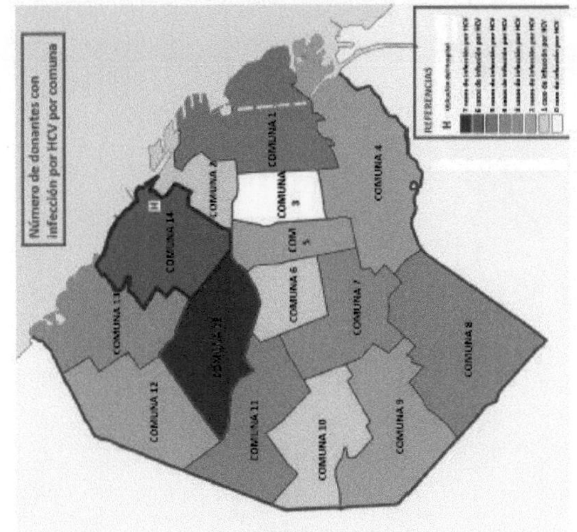

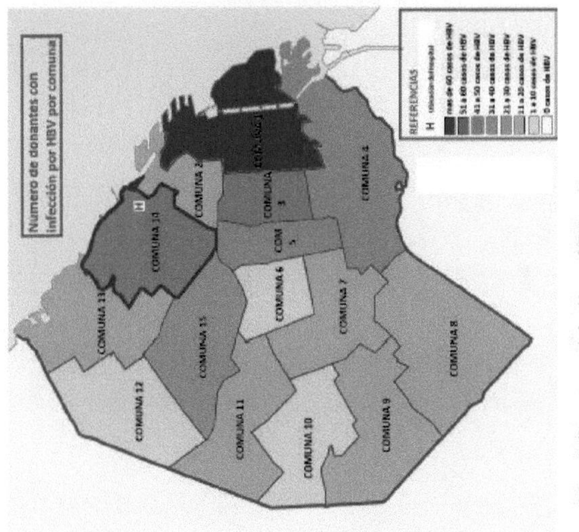

Mapa 9: Dadores com infeção pelo VHB por município de residência.
Mara 10: Dadores com infeção por VHC, por município de residência.

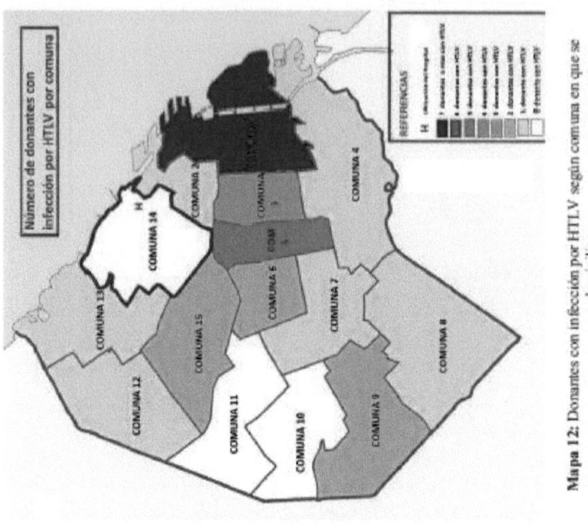

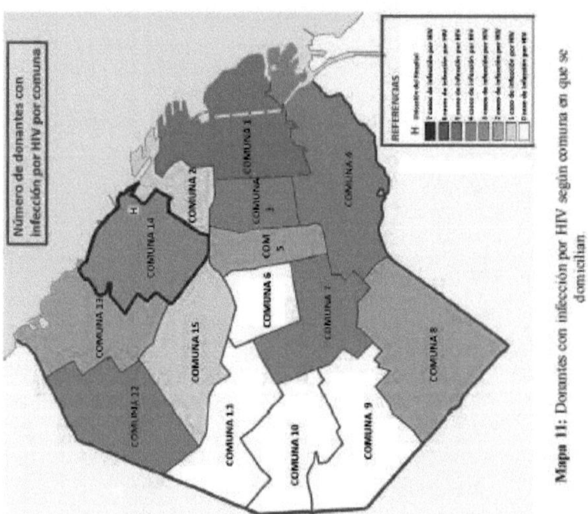

Mara 11: Dadores infectados com o VIH, segundo a comuna em que foram infectados.
Mapa 12: Dadores com infeção por HTLV de acordo com a comuna em que foram infectados.

Comuna	Aptos	Sífilis	Brucelosis	Chagas	VHB	VHC	VIH	HTLV
1	2598	45			88	5		10
	1336	8			] 18	D 1	1	1
	1759	. 11	[7]	21	46			
	1318				Э7	LI 2		1
5	1235	5			□33	]2		5
	755					1		
	992				' 19	U3		1
8	842	[11			] 20	□	**B2**	1
9	[593	5	1			11	**E2**	
10	[710		**E3**	9	8	D 1		
	932	1	1			L_4		
			1		10	U 2		D 1
13 "	1308		8			Z3	*-r-*	-T"
	2547	**21**	**10**	**25**	ZZ4s	1 **6** ~|	**E3**	
	1499		"4		LI **29**		B" 1	
CABA não especificado	210	5	1			□ 1		
soma	19634			253	404			30

Comuna	Aptos	Sifilis	Brucelosis	Chagas	HBV	HCV	HIV	HTLV
1	2598	45	6	66	88	5	7	10
2	1336	8	3	14	18	1	1	1
3	1759	11	7	21	46		4	3
4	1318	15	4	17	37	2	4	1
5	1235	5	3	6	33	2	2	5
6	755	4	6	4	9	1		2
7	992	9	3	15	19	3	4	1
8	842	11	3	27	20	4	2	1
9	593	5	1	6	11	2		2
10	710	4	3	9	8	1		
11	932	1	1	7	12	4		
12	1000	3	1	3	10	2	4	1
13	1308	7	8	12	15	3	2	1
14	2547	21	10	25	45	6	3	
15	1499	4	4	14	29	7	1	2
CABA sin especificar	210	5	1	7	4	1		
suma	19634	158	64	253	404	44	34	30

Quadro 13: Doadores domiciliados na CABA, agrupados por comuna.

Região	Local	CABA	465	393	461	403	437	332	350	297	282	363	429	495	519	841	596	29	6692	Ц-38
CENTRO	BOM AR!		425	363	347	249	293	232	220	131				E1	406	680	363		4553	Ц45
	CORDOBA			23		10	8	5			0	10	9	8				0	186	5
	SANTA FE						9	10			8		8		10			0	198	
	ENTRE RIOS			31	31				10	0	1					49		0	233	
	LA PAMPA		5			0	0	0	1	1	1	0			1	5		1		1
NEA	CORRENTES			26	30				5	9	10		5		9	40		I 7	272	
	MISSÕES			29			25	8		10					8	40				
	CHACO						10	5			8				10	25	10	1		8
	FORMOSA		25	10								1	1		9		9		137	
NOA	JUJUY		106	8		29						8					9	1	298	1 76
	SALTA		56		51	25								5		30			293	
	TUCUMANO		55		40			5					10	5				0	279	23
	SANTIAGO DE				26			5						0		0	0	1	178	
	CATAMARCA				9	5				1	1	1							0	
	LA RIOJA			1		0	1	0		1	0	0	1	1					0	0
CUYO	MENDOZA		25	10													9	0	114	
	SÃO JOÃO				8		8		0	1		5	1					0	70	
	SAN LUIS		1	5		1	5	0	1	0	1	0		1				0		0
PATAGO-NIA	RIO NEGRO					0		1		1	0	0		1	0		1	0	30	0
	NEUQUEN				5	0	0	1	0	0	1	0	1	1		10		1	30	0
	SANTA CRUZ		5		0	0		0	1	1		0	0	1	1		1	0		
	CHUBUT			9		1	1		1	0	1	1	0		8	8		0		0
	FL TERRENO		1		1	1	0	0	1	0	0	0	1	0	0	1	1	0		0
	Argentina não especificado										8		9	10		81		0	338	
Limitrofes	URUGUAI			25		23					8		8				31	1		
	BRASIL			8			8	1			0	0			1			0	85	
	PARAGUAI		611	104	115	214	1 69	1 30	78	174	25	25	| 28	1 48	70	210	87	102	1990	|470
	BOLÍVIA						5	98		52	30			8		25			674	[146
	CHILE							5			0			9				0	107	5
RESTO DA AMÉRICA DO SUL	PERU		259	65	279	110	U14	D 38		23	21		] 58	1 30	49		103		1347	H12
	COLÔMBIA		46					8		0	0	5			8			0	229	10
	EQUADOR		0	0	0	0	0	0	0	0	0	0	1	0	0	1	1	0		0
	VENEZUELA		1	1	0	0	0	0	0	0	0	0	0	1	0	0	0	0		0
RESTO DA AMÉRICA	CUBA					1	0	1	0	0	0		1	0	1	8		1	31	
	Deputado DOMINIC		0	1	0	0	0	0	1	1	0	0	0	0	0	0	0	0		0
	MEXICO		0	0	0	0	1	0	0	0	0	0	0	0	0	0	0	0	1	0
	EUA		1	1	0	0	0	0	0	0	0	1	0			5	0			1
EUROPA	ALEMANHA		5	0		0	1	0	1	0		1	1	0				0	' 28	0
	AMSTERDÃO			0		1	1		0	0	0	0	0	0	0		1	0	' 13	0
	ESPANHA			5		1		1	1	5	1	1						0	' 42	1
	FRANÇA			0		0	0	0	0	0	0		0	0	0	1	1	0	' 12	0
	GRÉCIA		0	0	0	0	0	0	0	0	0	0	0	0	0	0	1	0	' 1	0
	ITÁLIA		0	0		1		0		0	0	1			1			0	' 25	0
	RÚSSIA				1	0	1	0	0	0	0	0	0	0	0	0	1	0	' 7	0
	UCRÂNIA			5	1	0	1	0	1	0	0	0	0	0	0	1	1	0	' 12	
NORDESTE	ARMÉNIA		1	0	0	0	0	0	0	0	0	0	0	0	0	0	0	0	' 1	0
	TURQUIA		0		1	0	1	0	0	0	0	0	0	0	0		0	0	' 8	0
	IRÃO		0	0	0	0	0	0	0	0	0	0	0	0	0	1	0	0	' 1	0
	ISRAEL		0	0	0	0	0	0	0	0	0	0	1	0	0	0	0	0	' 1	0
	EGIPTO		0	1	0	0	0	0	0	0	0	0	0	0	0	0	0	0	1 1	0
	ALGÉRIA		0	0	0	0	0	0	0	0	0	0	0	0	0	0	1	0	1 1	0
EXTREMO ORIENTE	JAPÃO		0	0	1	0	0	0	0	0	0	0	0	0	0	0	0	0	' 1	1
	TAIWAN		0	0		0	0	0	0	0	0	0	0	10	1			0	' 67	0
	CHINA		1	0		0		1		0	1	0		0		0	0	0	' 13	0
	COREIA		0	0	1	0	1	0		0	0	0	0	0	0	1	0	0	5 5	0
	FILIPINAS		0	0	0	0	1	0	0	0	0	0	0	0	0	1	0	0	' 2	0
	soma		2598	1336	1759	1318	1235	755	992	842	593	710	932		1308	2547	1499	210	19634	1299

Quadro 14: Total de dadores domiciliados na CABA por comuna e local de nascimento.

ii. Doadores domiciliados na Província de Buenos Aires

No gráfico 39 podemos observar que cerca de 90% dos dadores estudados, domiciliados na província de Buenos Aires, residem na GBA. Nos casos positivos ITT, algo semelhante acontece com a exceção da Brucelose, onde há um aumento relativo no 2º e 3º cordão, e para o HTLV há um aumento no interior da província. Relativamente ao VIH, é notória a proporção de positivos no sul da GBA.

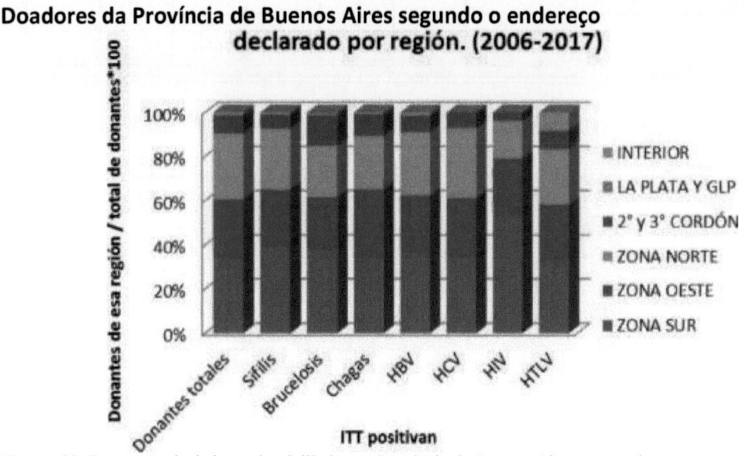

Figura 39: Proporção de dadores domiciliados na Província de Buenos Aires, por região, para o total e para cada uma das ITT estudadas.

A Figura 40 mostra a proporção de dadores positivos para cada uma das ITT por região de domicílio. Coincidindo com a

No caso do CABA, as infecções por HBV e Chagas apresentam a maior proporção de positivos nas diferentes regiões da província, seguidas pela sífilis. Na Grande La Plata e no interior da província, as proporções não seguem esse padrão. Nestes casos, pode haver uma distorção devido ao pequeno número de dadores estudados nestas regiões da província, como se pode ver na parte inferior da tabela15.

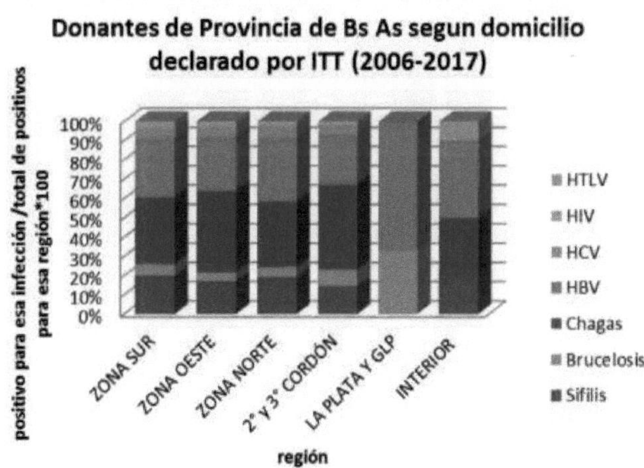

Figura 40: Proporção de dadores positivos ao ITT por região da Província de Buenos Aires.

REGIÃO	Total de dadores	Sífilis	Brucelose	Chagas	VHB	VHC	VIH	HTLV
ZONASUR	8348	90	25	155	135	23		
1° CORDÃO GBA ZONA OESTE	6449				93			
ZONA NORTE	7192			109	104	21		

2º e 3º CORDÃO	1967			46		5	1	1
PRATA E GPL	142	0	1	0		0	0	0
INTERIOR			0			0	0	1
Soma	24348	226	65	454	365	67		

Tabela 15: Doadores domiciliados na província de Buenos Aires agrupados por área geográfica e cordão ou coroa

Abaixo está a localização geográfica dos doadores domiciliados no primeiro cordão do GBA (mapa 13) e o que acontece com os positivos para cada um dos 7 ITIs estudados (mapas 14 a 20).

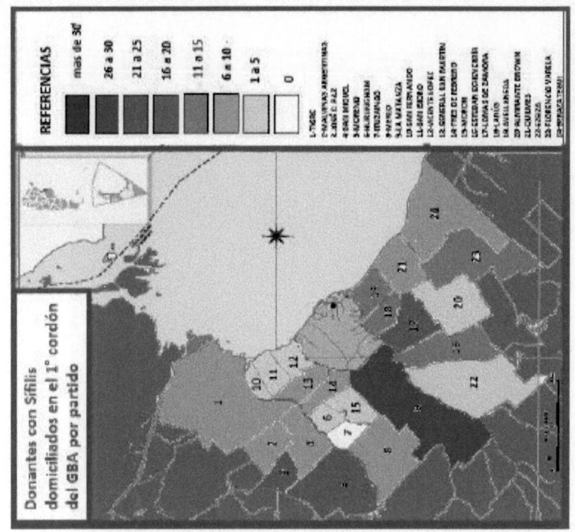

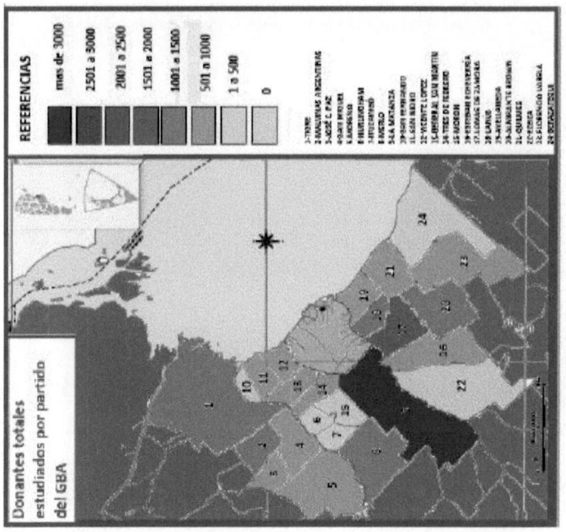

Mapa 13: Dadores estudados domiciliados no 1º cordão do GBA por partido.
Mapa 14: Dadores com Sífilis de acordo com o jogo do 1º cordão do GBA em que foram infectados.

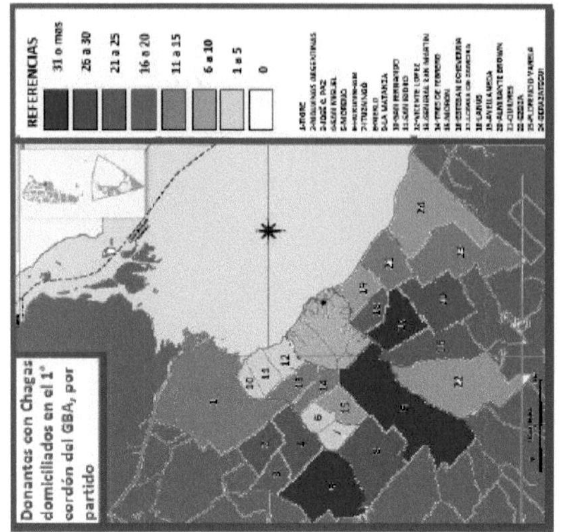
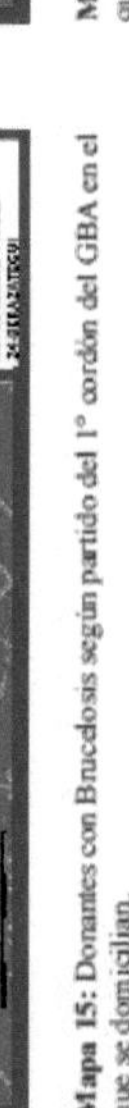
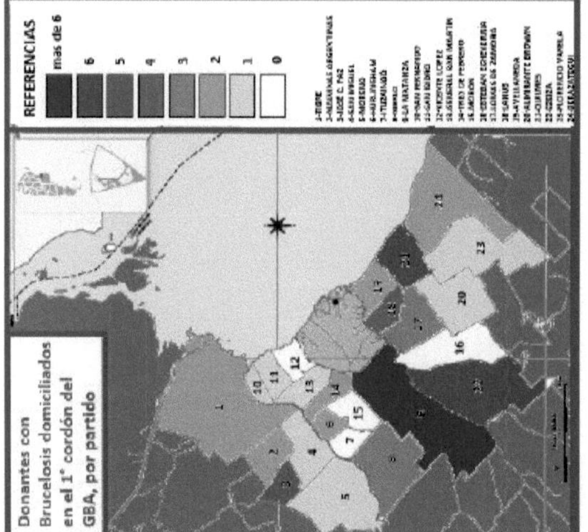

Mapa 16: Donantes con Chagas según partido del 1° cordón del GBA en el que se domicilian

Mapa 15: Donantes con Brucelosis según partido del 1° cordón del GBA en el que se domicilian.

Mapa 15: Dadores com Brucelose de acordo com o distrito do 1° cordão do GBA em que estão infectados.
Mapa 16: Dadores com doença de Chagas de acordo com o distrito do primeiro cordão do GBA em que foram infectados.

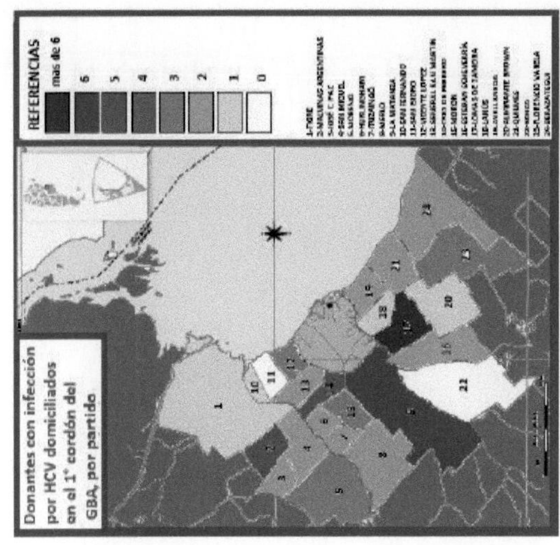

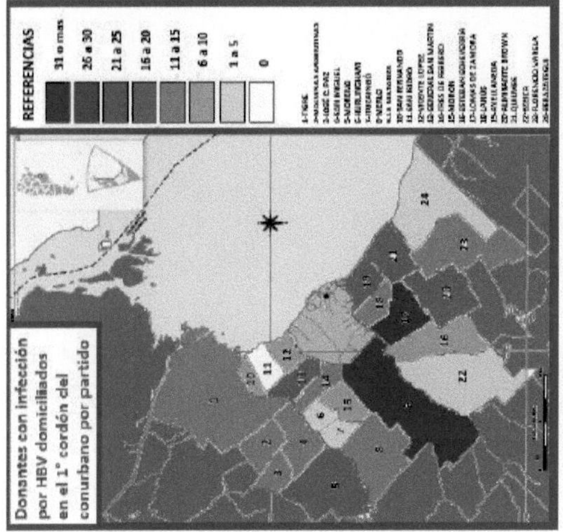

Mapa 17: Dadores com infeção pelo VHB de acordo com o distrito do 1º cordão do GBA em que estão infectados.

Mara 18: Dadores com infeção por VHC de acordo com o primeiro distrito do GBA em que foram infectados.

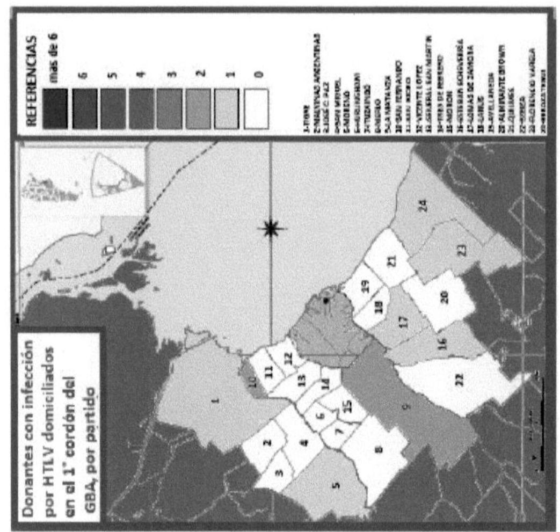

Mapa 20: Donantes con infección por HTLV según partido del 1° cordón del GBA en el que se domicilian.

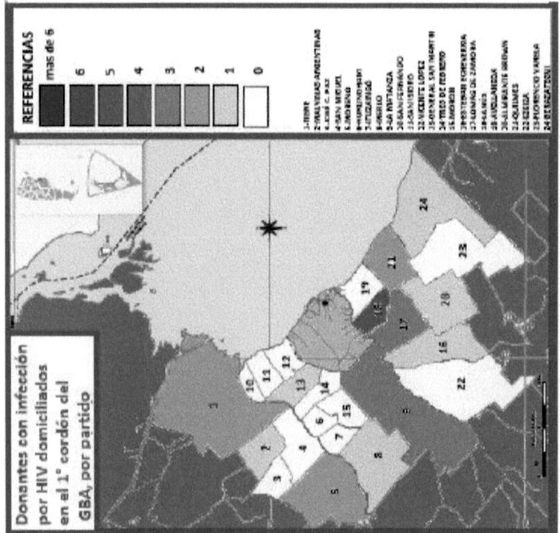

Mapa 19: Donantes con infección por HIV según partido del 1° cordón del GBA en el que se domicilian.

Mapa 19: Dadores infectados com o VIH segundo o primeiro distrito do GBA em que foram infectados.
Mapa 20: Dadores com infeção por HTLV de acordo com o primeiro distrito do GBA em que estão infectados.

Quadro 16: Número total de dadores na Província de Buenos Aires, segundo o distrito e o local de nascimento.

partido del GBA

Region	Provincia	Tigre	Malvinas Arg	L.C. Paz	San Miguel	Moreno	HurlingAM	Ituzaingo	Merlo	La Matanza	San Fernando	San Isidro	V. Lopez	San Martin	3 de febrero	Moron	E Echeverria	Lomas de Zamora	Lanus	Avellaneda	A.Brown	Quilmes	Ezeiza	F. Varela	Berazategui	total
	CABA	158	157	219	148	274	101	94	285	1047	62	178	272	197	294	151	156	404	531	194	211	158	89	102	90	5127
CENTRO	BUENOS AIRES	564	627	411	342	429	152	190	472	1074	196	274	421	382	390	221	303	602	478	451	504	501	181	340	201	9991
	CORDOBA	5	9	4	5	5	5	5	11	16	5	1	2	11	8	8	6	7	7	10	6	7	1	3	4	151
	SANTA FE	10	2	9	4	2	5	2	7	15	5	3	3	9	5	1	5	12	11	8	11	7	3	5	14	158
	ENTRE RIOS	16	24	7	15	11	9	2	12	34	5	0	7	7	10	4	3	16	10	7	11	6	4	8	7	235
	LA PAMPA	0	0	0	1	0	0	0	1	2	0	1	0	0	0	0	0	0	1	2	2	1	1	0	2	14
NEA	CORRIENTES	18	24	25	19	18	11	4	19	36	5	6	8	13	24	11	19	29	20	14	25	21	5	26	8	408
	MISIONES	12	20	14	24	19	3	4	31	61	6	6	2	14	13	3	14	26	14	13	18	9	12	12	6	396
	CHACO	16	32	27	19	40	3	4	24	45	13	14	6	14	11	7	17	42	28	18	25	21	12	30	13	471
	FORMOSA	10	7	7	8	12	4	2	8	22	1	5	2	6	4	0	11	16	22	3	9	12	7	12	4	194
NOA	JUJUY	6	7	5	4	1	1	1	10	29	1	2	3	7	4	2	8	15	7	16	5	8	3	3	8	156
	SALTA	6	9	7	9	9	3	1	17	24	3	2	8	9	10	2	3	11	12	6	17	10	6	5	6	192
	TUCUMAN	10	30	14	15	15	8	3	28	61	7	6	6	14	12	4	8	16	20	14	18	15	5	11	11	351
	SANTIAGO DEL ESTERO	15	38	34	20	32	9	6	32	80	2	3	4	12	12	5	7	40	28	8	20	12	7	17	6	462
	CATAMARCA	3	7	1	3	3	6	1	3	11	3	2	1	3	2	0	0	5	3	0	3	1	3	1	2	61
	LA RIOJA	2	2	1	1	0	0	0	3	3	1	2	1	1	2	1	0	2	2	1	1	1	0	0	0	27
CUYO	MENDOZA	1	8	5	3	5	0	0	3	9	0	1	2	4	7	2	4	6	7	5	1	3	2	5	5	88
	SAN JUAN	3	5	3	1	3	3	0	3	4	0	0	3	1	3	1	0	4	5	3	1	1	0	1	1	49
	SAN LUIS	0	3	6	2	2	1	3	2	2	0	0	2	1	1	2	3	0	2	1	2	2	0	0	0	37
PATAGO-NIA	RIO NEGRO	1	2	0	1	1	0	0	0	0	0	1	2	0	0	0	0	1	1	1	1	1	0	0	0	13
	NEUQUEN	0	1	0	0	1	1	0	0	3	1	0	1	0	0	0	1	2	1	1	1	0	0	0	0	14
	SANTA CRUZ	0	0	0	0	0	0	0	1	2	1	1	0	0	0	0	0	0	0	1	1	1	0	0	0	8
	CHUBUT	0	0	0	0	1	0	1	1	3	0	0	3	0	0	0	1	1	1	1	1	0	0	0	0	14
	TIERRA DEL F	0	0	0	0	0	0	0	0	0	0	0	0	0	0	0	0	0	0	0	1	0	0	0	0	1
Argentina sin especificar		16	20	11	9	14	3	6	18	42	3	6	13	11	11	7	8	30	21	18	15	11	4	11	9	317
limítrofes	URUGUAY	16	5	4	10	9	2	4	7	16	1	6	9	8	13	7	6	7	13	15	3	4	3	6	2	176
	BRASIL	3	0	1	1	0	1	2	1	2	2	1	3	3	1	0	1	2	4	0	0	2	0	0	1	31
	PARAGUAY	94	49	68	111	46	26	7	89	449	41	27	21	88	64	12	163	208	125	94	120	60	39	109	26	2414
	BOLIVIA	11	4	2	3	16	2	4	13	100	1	1	2	3	9	3	7	34	9	4	3	6	2	7	15	261
	CHILE	2	0	1	2	5	1	2	1	7	2	0	6	2	4	1	7	5	4	6	3	2	2	0	1	66
RESTO SUDAMERICA	PERU	16	3	3	3	10	3	2	9	27	29	20	23	33	22	3	5	30	23	40	9	4	8	2	4	340
	COLOMBIA	1	1	1	1	0	1	0	0	8	0	2	3	1	0	0	0	2	1	0	0	1	0	0	1	24
RESTO AMERICA	CUBA	0	1	0	0	0	0	0	0	0	0	1	4	0	0	0	0	0	1	0	0	0	0	0	0	7
	CANADA	0	0	0	0	0	0	0	0	0	0	0	0	0	0	0	1	0	0	0	0	0	0	0	0	1
	USA	0	1	0	0	0	0	0	0	1	3	0	0	0	1	0	0	0	0	0	0	0	0	0	0	6
EUROPA	ALEMANIA	0	0	0	0	0	0	0	0	2	1	2	0	2	1	0	1	1	1	1	0	0	0	0	0	12
	SUIZA	0	0	0	0	1	0	0	0	0	0	0	0	0	0	0	0	0	0	0	0	0	0	0	0	1
	AMSTERDAM	0	0	0	0	0	0	0	0	0	0	0	0	0	1	0	0	0	0	0	0	0	0	0	1	2
	ESPAÑA	1	0	0	2	2	0	1	1	2	0	1	0	2	2	1	0	1	1	1	0	0	0	0	0	18
	FRANCIA	0	0	0	0	0	0	0	0	0	0	0	1	0	0	0	0	0	0	0	0	0	0	0	0	1
	GRECIA	0	0	0	0	0	1	0	0	0	0	0	0	0	0	0	0	0	0	0	0	0	0	0	0	1
	ITALIA	0	0	0	0	2	1	1	1	3	0	0	1	4	1	2	0	0	1	1	1	1	0	0	0	20
	RUSIA	0	0	0	0	0	0	0	0	1	0	0	1	0	0	1	0	0	0	0	0	0	0	0	0	3
	UCRANIA	0	1	0	0	0	0	0	0	0	0	0	1	1	0	1	0	0	1	0	0	0	0	0	0	5
LEJANO ORIENTE	TAIWAN	0	0	0	0	0	0	0	0	0	0	0	1	0	0	1	0	0	0	0	0	0	0	0	0	2
	COREA	0	0	0	1	0	0	0	1	1	0	0	0	0	0	0	0	0	0	0	0	0	0	0	0	3
suma		1016	1099	790	787	988	360	314	1074	3269	400	571	739	870	900	464	749	1740	1218	989	1119	991	400	746	446	21989

CAPÍTULO 5

13) Co-infecções

O gráfico 41 mostra que a co-infeção mais frequente nos dadores estudados é a de Chagas com infeção por VHB, seguida da Sífilis com infeção por VHB, e em terceiro lugar a infeção simultânea por hepatite B e C. A tabela 17 complementa os dados da tabela acima referida, descrevendo as co-infecções menos frequentes, incluindo co-infecções envolvendo três dos microrganismos estudados.

Somando os casos, 77,32% das co-infecções envolviam o VHB e 56,7% a doença de Chagas.

Co-infecções mais frequentes em

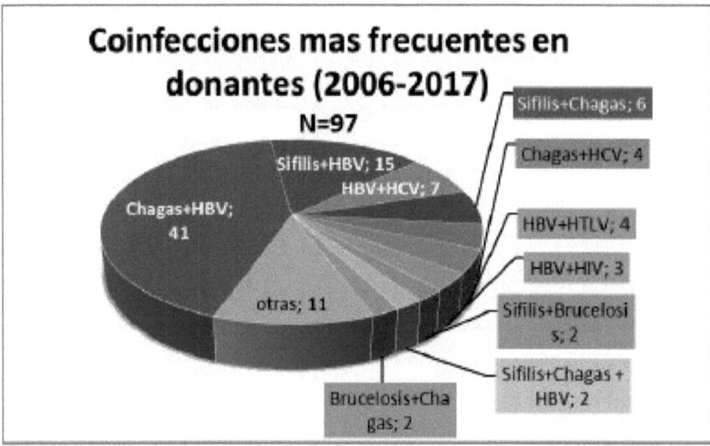

Figura 41: Co-infecções nos dadores estudados (2006-2017)

outras co-infecções	N
sífilis+HBV+HIV	1
sífilis+HCV	1
sífilis+VIH	1
sífilis+HTLV	1
brucelose+HBV	1
brucelose+HBV+HIV	1
brucelose+HCV	1
chagas+HBV+HCV	1
VHC+VIH	1
HCV+HTLV	1
VIH+HTLV	1

Quadro 17 : Co-infecções de baixa frequência em dadores (2006-2017)

As co-infecções podem ser vistas nos gráficos seguintes que ocorreram com cada um dos 7 ITT estudados, sendo que as co-infecções menos frequentes foram a brucelose e a infeção por HTLV, seguidas pelo VIH.

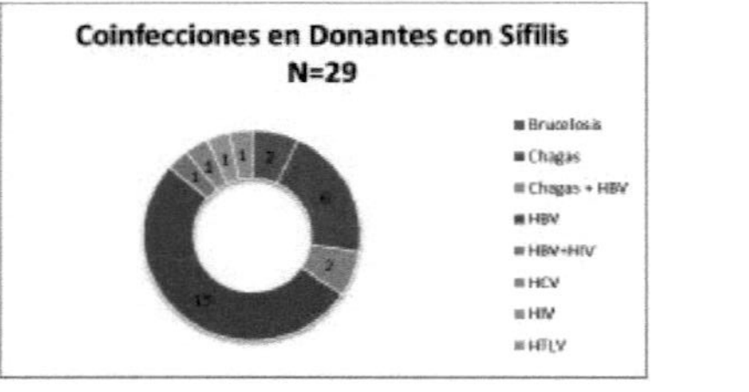

Gráfico 42: Distribución de las co-infecciones en donantes con Sífilis (2006-2017)

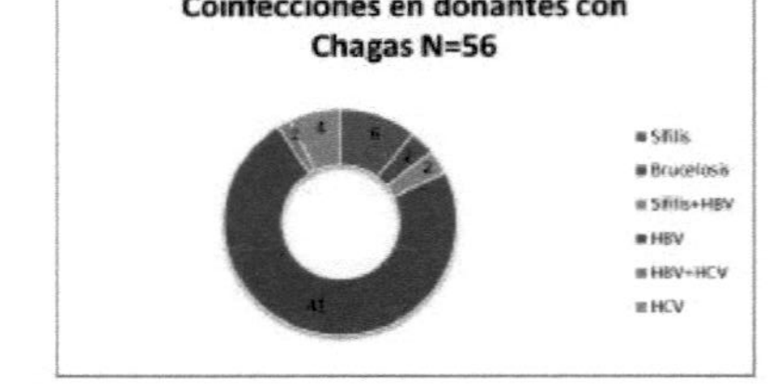

Gráfico 44: Distribución de las co-infecciones en donantes con Chagas (2006-2017)

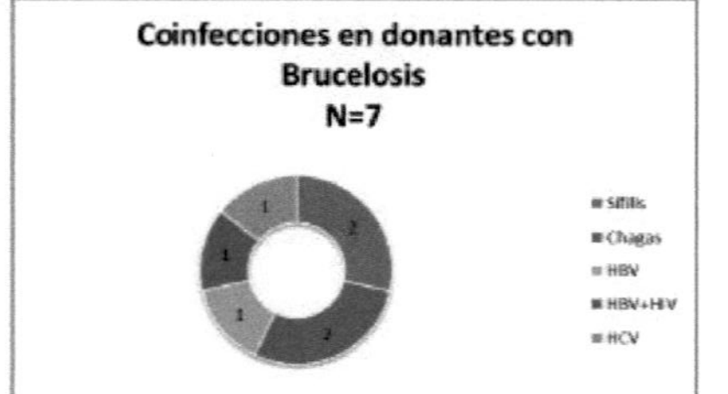

Gráfico 43: Distribución de las co-infecciones en donantes con Brucelosis (2006-2017).

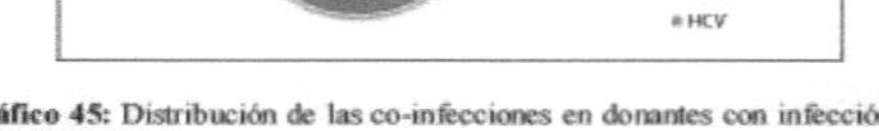

Gráfico 45: Distribución de las co-infecciones en donantes con infección por HBV (2006-2017).

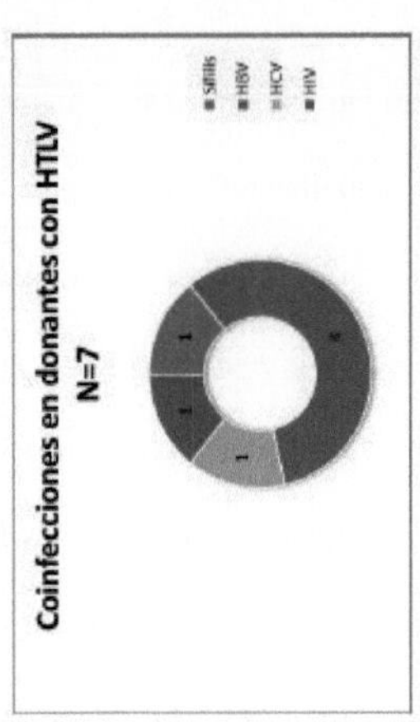

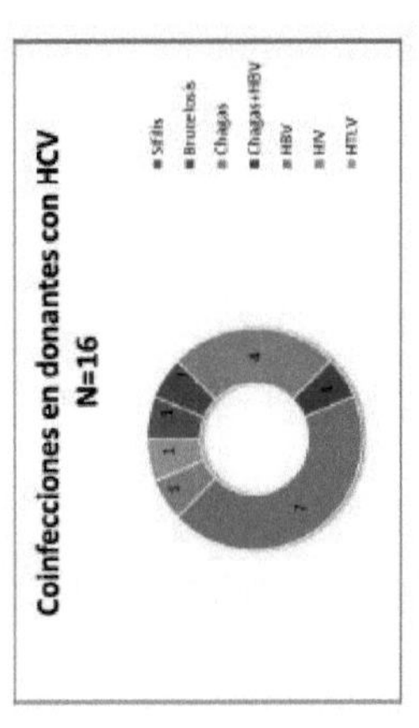

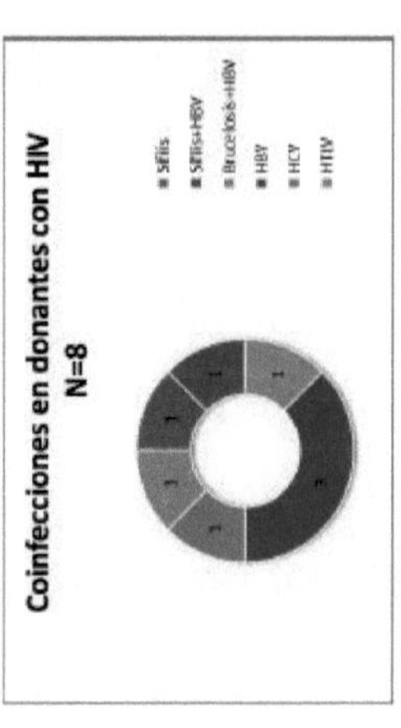

Figura 42: Distribuição de co-infecções em dadores com sífilis (2006- 2017)
Figura 43: Distribuição de co-infecções em dadores com brucelose (2006-2017).
Figura 44: Distribuição de co-infecções em dadores com doença de Chagas (2006- 2017)
Figura 45: Distribuição de co-infecções em dadores com infeção por VHB (2006-2017).
Figura 46: Distribuição de co-infecções em dadores infectados com VHC (2006-2017)
Figura 47: Distribuição das co-infecções nos dadores infectados com VIH (2006-2017)
Figura 48: Distribuição das co-infecções em dadores com infeção por HTLV (2006-2017)

CAPÍTULO 6

14) Discussão

A quem se dirige aos Bancos de Sangue Intrahospitalares para se informar sobre as condições para ser aceite como dador são dadas explicações semelhantes às que são dadas nas campanhas de doação voluntária de sangue, campanhas que são realizadas em empresas privadas, v^a públicas, etc. Estas campanhas *(Laplagne & col, 2015)* explicam, entre outros conceitos, os requisitos para se poder ser dador. Assim, se a pessoa, sensibilizada por estas campanhas ou pela informação recebida no BSI, se percepciona como saudável, faz uma doação. E muitas delas fazem-no repetidamente, tornando-se dadores voluntários altruístas.

Por outro lado, aqueles que, graças a estas campanhas, ficam a saber que alguma doença de que sofrem é motivo de rejeição na entrevista médico-clínica, abstêm-se automaticamente de se apresentar como dadores voluntários. É, portanto, natural que o adiamento seja menor neste grupo *(Gendler & Trinca, 2013)*, como demonstrado em numerosos estudos.

Por todas estas razões, seria de esperar que apenas as pessoas saudáveis dessem sangue. No entanto, nem sempre é esse o caso, pelo que na entrevista médico-clínica existem perguntas específicas para detetar os "não saudáveis" e para os adiar, temporária ou permanentemente, consoante o motivo do adiamento *(Plan Nac. de Sasngre, Min. de Salud, sf)*.

Do número total de admissões no Livro de Doadores no período 2006-2017, apenas 62,41% foram elegíveis para este estudo, e a percentagem total de dadores diferidos durante a entrevista médico-clínica foi de 21,94%, com um mínimo de 2,5% e um máximo de 42,47% dependendo do ano). Esta percentagem total é próxima da reportada por outros hospitais CABA *(Borgareto & col, 2015; Gama & col, 2018)*, inferior à do Htal.

Paroissien de I. Casanova, partido de La Matanza *(Osatnik & Matsuya, 2013)* e maior do que nas colecções *(Martin & col, 2017)*.

Estas diferenças na percentagem de adiamento podem estar relacionadas com as condições sócio-económicas do dador e/ou com a auto-perceção do seu estado de saúde. As condições socioeconómicas dos distritos onde se localizam os Bancos de Sangue, medidas como NBI, no nosso caso não são suficientes para explicar a diferença na percentagem de dadores diferidos, uma vez que os níveis deste índice para La Matanza *(Dir. Prov. de Estad., Min. de Economda, Pcia. As; Quesada Aramburu, J & col, 2012)* são semelhantes aos da comuna 4 *(Dir. Gral. de Estad. y Censos, GCBA, 2010)* comuna em que se localiza o hospital citado por Borgareto *(2015)*, Consequentemente, para explicar o nível de adiamento seria necessário aprofundar a questão da auto-perceção do estado de saúde.

O número de unidades encomendadas à rede (tabela 8, coluna de unidades estudadas noutros centros) é flutuante, com alguns picos de procura, como em 2013, em que, devido a uma diminuição da oferta dos dadores do próprio hospital, foi necessário recorrer à rede para satisfazer a procura interna do hospital.

A Tabela 9 e o Gráfico 3 mostram que o maior número de resultados positivos no Banco de Sangue se deve a infeções pelo VHB e, em segundo lugar, à doença de Chagas. Já em 2012, num estudo multicêntrico *(Gendler & col, 2011)* sobre a rejeição de unidades por serologia reactiva, foi referido que as principais causas de rejeição eram estas duas infecções, com seroreactividade para Chagas de 3,25% (DP,7%) e para HBcAc de 2,71 (DP,34). Neste ponto, é preciso esclarecer que esses RRs incluem todos os positivos, sejam eles verdadeiros ou falsos. Por isso, não se pode afirmar que, em relação ao estudo de 2012, tenha havido uma inversão de proporções ou um aumento do HBV (que não é mostrado no Gráfico 7) ou que tenha havido simplesmente uma diminuição da doença de Chagas, apesar de o Gráfico 6 mostrar uma tendência decrescente, em linha com a diminuição dos casos agudos de Chagas que pode ser vista nos sucessivos Boletins Epidemiológicos do Ministério da Saúde Nacional *(Min. da Saúde, Argentina, n.d.).*

No entanto, se compararmos os resultados obtidos aqui com os mostrados no Boletin Epidemiologico n°458 *(Varela, & col, 2019)* na página 39, vemos uma diferença com os nossos resultados: lá, os casos positivos de doença de Chagas relatados estão em primeiro lugar, enquanto a hepatite B está em último lugar, porque eles só levaram em conta o HBsAg para o seu relatório e não outros marcadores para esta infeção (como o HBcAc, que está incluído aqui). O que este estudo concorda com este boletim é a diminuição do número de casos de doença de Chagas.

Em terceiro e quarto lugar entre os positivos do Banco de Sangue estão as infeções bacterianas: Sífilis e Brucelose (Gráfico 3), que no estudo de prevalência anual apresentam uma grande flutuação nas percentagens para a primeira, com um máximo em 2015 e um aumento para a segunda (Gráficos 4 e 5 respetivamente).

Por último, as infecções virais por VHC, VIH e HTLV são minoritárias, mas não menos importantes devido à sua morbimortalidade (hepatocarcinoma, cirrose, para o primeiro *(Angeleri & col 2016)*, infecções recorrentes e/ou oportunistas com depleção do sistema imunitário para o segundo *(OPS/WHO, 2009)* e problemas degenerativos neurológicos ou oncohematológicos para o terceiro *(Coluccl & col, 2016)) e devido às consequências para as pessoas que rodeiam estas pessoas infectadas devido às precauções que devem tomar para evitar serem infectadas ou aos cuidados que devem prestar quando deixam de ser assintomáticas. (ColcI & col, 2016))* e pelas consequências para as pessoas que rodeiam estas pessoas infectadas, devido às precauções que devem tomar para evitar serem infectadas ou aos cuidados que devem prestar a estas pessoas quando já não são assintomáticas.

Relativamente às flutuações na prevalência anual de S^filis, esta está em desacordo com o que é relatado no boletim epidemiológico integrado n°458 *(Varela& col, 2019)* que afirma que "a percentagem de amostras positivas está a diminuir até 2015 e tem-se mantido relativamente estável desde então". Em contrapartida, em ёste Centro registou-se um aumento progressivo entre 2009 e 2015. Esta diferença de comportamento pode estar a refletir o facto de ёste boletm particular representar graficamente o pa^s total de reclamações para o Banco de Sangue e não fazer a desagregação por província, sabendo que cada uma tem realidades muito diferentes.

Mas se analisarmos os boletins anteriores *(Secr. de Promotion y Programas Sanitarios, Min. de Salud, Argentina, 2012; Secr. de Promotion y Programas Sanitarios, Min. de Salud, Argentina, 2013; Secr.de Promocion y Programas Sanitarios, Min. de Salud, Argentina, 2014; Antman J & col, 2015; Antman J & col, 2016; Echenique A & col, 2017; Secr. de Promocion y Programas Sanitarios, Min. de Salud, Argentina, 2018)* vemos que houve uma diminuição dos casos notificados de S^filis precoce e não especificada entre 2007 e 2010 e depois um aumento gradual na região central do país, região a que pertence o CABA, e consequentemente ëste Banco.

Na população estudada registou-se um aumento gradual da prevalência da Brucelose (gráfico 5). Neste caso também não há concordância com os resultados reportados no boletim epidemiológico 485 a nível nacional.

A Figura 8 mostra que a "prevalência anual do VHC é mais baixa no final do período do que no início do período, um tema a que voltaremos mais tarde.

No que respeita à distribuição dos dadores por sexo, é notória a baixa proporção de dadores do sexo feminino em comparação com a população em geral (Tabela 11 e Figura 13). Embora os dadores diferidos não tenham sido objeto deste estudo, a pirâmide populacional para este grupo foi construída para representar os resultados (Figura 12). Este gráfico mostra que o número de homens e mulheres que adiaram a doação é semelhante, como também demonstrado no trabalho de E Gonzalez et al *(2017)*.

Como o número de mulheres é ligeiramente superior ao de homens na população em geral (gráfico 11), um simples exercício matemático sugere que as mulheres têm menos probabilidades de se apresentarem como dadoras de sangue, em consonância com *Rossi & Godoy (Rossi & Godoy, 2017)*. Gomes R *(2007)* explica este facto sugerindo que as mulheres consultam mais os serviços de saúde do que os homens e, por isso, conhecem melhor as suas patologias e, consequentemente, excluem-se da dádiva, em consonância com o que já foi dito sobre a auto-perceção.

Independentemente das causas, que não são objeto deste estudo, é visível a predominância dos homens sobre as mulheres (1,58 homens por cada mulher) na população de dadores. O mesmo acontece com a positividade das diferentes infecções (gráficos 14 a 20), com algumas variações, como na Brucelose (gráfico 15) onde a diferença é menor (1,39 homens por cada mulher) ou no VIH (gráfico 19) onde é maior. Em contraste com a nossa experiência, existem estudos latino-americanos que mostram uma maior prevalência de Brucelose nas mulheres do que nos homens *(Mndez-Lozano, Rodnguez-Reyes, & Sanchez-Zamorano, 2015; Oliveira Cavalcanti Soares & col, 2015)* e relacionam este facto com a maior proporção de mulheres que frequentam os exames de saúde, mas estes estudos não foram realizados na população de Dadores de Sangue. Por outro lado, os homens que têm conhecimento da sua condição relacionada com o trabalho (ou suspeitam dela) podem excluir-se como dadores.

Como já foi referido, no caso do VIH (Figura 19), a proporção de homens entre os positivos é muito superior à das mulheres (3,8 homens/mulheres), o que ultrapassa o descrito no Boletim VIH-SIDA para a população em geral *(Direção de Sida, ETS, Hepatites e TBC, 2018)*, segundo o qual a taxa de diagnósticos nos homens é o dobro da taxa nas mulheres.

Uma vez que um dos requisitos para dar sangue é ser maior de idade (ou ter a autorização de um dos pais ou tutor, caso contrário), o quintil mais baixo nos gráficos 11 a 20 é o que inclui as pessoas com idades compreendidas entre os 15 e os 19 anos. Este quintil é particularmente pequeno em termos do número de dadores, uma vez que os jovens de 15, 16 e 17 anos raramente dão sangue. Por conseguinte, a análise deve ser direccionada para o quintil seguinte.

Outro requisito para doar é ser saudável. Uma vez que o crescimento/envelhecimento das pessoas é acompanhado pelo aparecimento de doenças e pela deterioração física, quanto maior for a idade, menos pessoas "saudáveis" estarão disponíveis para doar sangue ou plaquetas. A Figura 13 mostra que, após um aumento inicial do número de dadores nos grupos etários mais jovens, é atingido um pico no grupo etário dos 25-29 anos. Em seguida, à medida que a idade aumenta, o número de dadores diminui, em ambos os sexos, coincidindo com o relatado por outros centros da CABA *(Gartia & col, 2018)*.

Mas quando nos debruçamos sobre os dadores positivos para cada um dos diferentes ITT, vemos que a distribuição etária é diferente para cada caso. A distribuição por idade e sexo dos casos de S^philis (Figura 14) é a que mais se assemelha à do total de dadores. Mas a semelhança não é total, uma vez que a diminuição do número de casos é "atrasada", levando a um maior número de infecções na fase de fertilidade das mulheres. Isto acarreta riscos para a sua descendência e para si própria *(OMS, 2015)*. Este atraso é observado em ambos os sexos.

Algo semelhante se verifica no caso da brucelose (gráfico 15), em que a diminuição de casos nas mulheres ocorre a partir dos 45 anos de idade.

No caso do HBV (gráfico 17), a diminuição do número de casos ocorre apenas após os 50 anos de idade, altura em que o número total de dadores é também muito baixo. Este facto revela a presença do VHB em toda a população, sem distinção de grupos etários específicos.

Como apenas 15-20% dos casos de hepatite pelo vírus da hepatite C apresentam sintomas na fase aguda, os restantes permanecem assintomáticos durante muitos anos *(Webster et al, 2015)* e evoluem para uma hepatite crónica. Por isso, muitos portadores deste vírus tomam conhecimento da sua condição através de um ato de generosidade: a doação de sangue. Atualmente, com as medidas de biossegurança em vigor, a infeção é muito menor e raramente ocorre no contexto dos cuidados de saúde. Este facto é consistente com o ligeiro decréscimo da prevalência média anual acima referido (gráfico 8) e com a imagem do gráfico 18, que mostra que, nos homens, a frequência de casos aumenta com a idade, apresentando um pico no grupo etário dos 35-39 anos, depois diminui e volta a aumentar no grupo etário acima dos 45 anos.

Este relatório indica que mais de metade dos casos notificados são devidos a infeção durante a cirurgia ou através de transfusões. Este facto pode estar relacionado com uma incorporação tardia, no nosso meio, da utilização de medidas de biossegurança *(Alter, MJ; & col, 1998; Centers for Disease Control and Prevention, 1999; Barril & Traver, 2003)*, incluindo o rastreio serológico. No nosso Banco, a reação anti-HCV foi acrescentada à rotina serológica em meados da década de 1990 *(Gendler S., 2005)*.

No entanto, contrariamente ao descrito por Vladimirsky et al *(2015)*, verifica-se no gráfico 18 que, no grupo das mulheres jovens (20-29 anos), o número de positivas para o VHC é superior ao dos restantes grupos etários.

No caso da doença de Chagas (gráfico 16), a distribuição etária apresenta barras de magnitude semelhante entre os 20 e os 54 anos para as mulheres, mas para os homens entre os 30 e os 39 anos regista-se um aumento. Algo semelhante ocorre para o HTLV (gráfico 20). No caso do VIH, o aumento ocorre em idades ligeiramente superiores (gráfico 19).

Ao analisarmos o local de nascimento do total de dadores incluídos no estudo, vemos que mais de 65% deles são da região central, uma região que inclui a CABA e a província de Buenos Aires. A CABA é apresentada separadamente nas Figuras 22 a 29 para realçar que a maioria dos dadores não nasceu na jurisdição onde o estudo foi realizado, pelo que qualquer intervenção de Saúde Pública para reduzir os casos destas infecções deve ser coordenada com as outras áreas geográficas.

A figura 21 mostra que a proporção de dadores que não nasceram na Argentina é de 19,62%. Entre estes, 8441 nasceram no continente americano, dos quais 6371 são de países vizinhos, principalmente do Paraguai e da Bolívia (ver quadro 12). Várias das infecções investigadas são endémicas em diferentes partes das Américas. As migrações a partir destes locais contribuem para aumentar o número de casos positivos nos nossos dadores. O melhor exemplo pode ser visto no HTLV (Figura 28) onde os nascidos fora da Argentina, em países com áreas endëmicas para este vírus (Takatani & col, 2017; Romani, 2010; Cooper & col, 2009) representam 59,52% dos casos positivos.

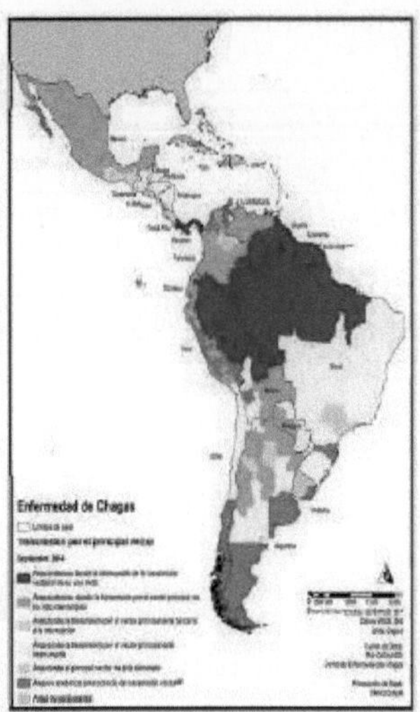

Mapa 21: Risco de transmissão da doença de Chagas por vectores (PHAO/CHA/CD/Control de enfermedad de Chagas, 2014)

Seguindo o mesmo raciocínio (ver quadro 12), temos o caso da doença de Chagas em dadores nascidos no Paraguai e na Bolívia (ver mapa 21). Algo semelhante ocorre com o VHB em dadores nascidos no Peru e no Paraguai (ver mapa 22), países com maior prevalência do que a Argentina, segundo a OMS. Um fenómeno semelhante também ocorre com a sífilis na comunidade paraguaia da Argentina.

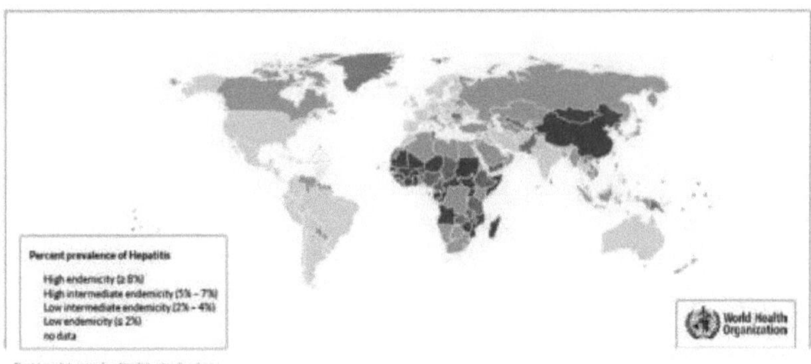

Mapa 22: Prevalência do HBsAg *(OMS, n.d.)*

Por outro lado, o número de doadores nascidos na Patagónia ou em Cuyo é muito baixo em comparação com o elevado número de nascidos na NOA ou na NEA. Isso é um reflexo dos fluxos migratórios internos em nosso país, conforme refletido no último censo populacional

(Tabela 18).

nascimento	região	residência					
		centro	nea	noa	cujo	patagénio	tot
	centro	22.167.769	146.898	167.688	156.979	295.676	22.935.010
	nea	1.050.158	3.388.659	32.821	10.366	57.174	4.539.178
	noa	850.936	24.318	4.174.139	62.855	64.874	5.177.122
	cujo	267.193	4.487	49.515	2.848.567	89.588	3.259.350
	patagénio	204.369	6.199	9.582	24.263	1.707.417	1.951.830
	tot	24.540.425	3.570.561	4.433.745	3.103.030	2.214.729	37.862.490

Quadro 18: Migrações na Argentina por região Elaboração própria com base nos dados dos Censos 2010 **(INDEC, 2010)**

No grupo de dadores da Patagónia, registaram-se quatro casos de doença de Chagas, um dos quais proveniente da província de Santa Cruz, uma província sem risco de transmissão por vinchuca (mapa 23). Seria necessário investigar melhor esta pessoa para saber se, entre a sua partida da Patagónia e a data da dádiva, não esteve numa zona endémica. Mas se não for esse o caso, estaríamos perante um caso fora do comum para esta doença.

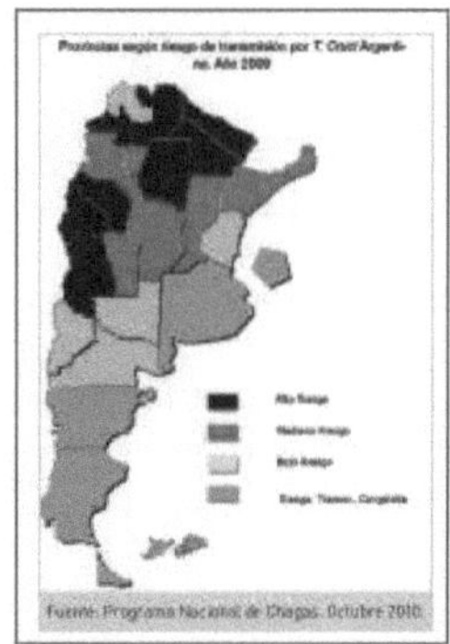

Mapa 23: Províncias argentinas de acordo com o risco de transmissão do T. cruzi *(Dure & col, sf)*

(Dure & col, sf), uma vez que tanto o Plano Nacional de Chagas, em 2010, como a OMS, quatro anos depois, declararam esta província livre da doença. Na altura da dádiva, o dador tinha 37 anos e também tinha tido hepatite B.

Em contrapartida, entre os dadores de Cuyo e da Patagónia, não se registaram casos de VLT, VIH ou VHC. O caso do VIH é surpreendente, dado que o programa de VIH, SIDA e IST tem taxas mais elevadas nestas regiões do que na região central *(Direction de Sida, ETS, Hepatitis y TBC, Secr. de Gob. de Salud, Min.o de Salud y Desarrollo Social. Argentina, 2018)*. Em contraste, os resultados para o HTLV eram esperados porque as áreas endémicas estão localizadas no norte do país *(Fujiyoshi & col, 2004; Gastaldello & col, 2004)*.

Voltando à doença de Chagas, a Figura 24 mostra que os nascidos na CABA representam apenas 5,19% dos casos positivos. A CABA não é uma área de transmissão vetorial; há apenas transmissão congênita (mapa 23). Entre estes 37 casos, pode haver crianças nascidas de mães chagásicas que não foram detectadas à nascença, ou podem ser pessoas que viajaram para uma zona endémica e aí foram infectadas. Não dispomos de dados que nos permitam dizer em qual das duas categorias se enquadram.

A maioria dos chagásicos positivos nasce no norte da Argentina ou nos países vizinhos (aproximadamente 76% dos casos), coincidindo com as regiões endémicas indicadas no mapa 21).Apesar de, como país, estarmos em uma região de baixa prevalência para o VHB (mapa 22), há um número considerável de infecções por VHB nascidas na NOA e na Região Central (tabela 12 e gráfico 25), coincidindo com o que é mostrado no relatório do MSAL de 2014 *(Angeleri & col, sf)*. Este relatório coloca Cuyo entre as regiões com maior prevalência. No entanto, neste trabalho há poucos casos desta região. Além disso, o número total de dadores dessa origem é baixo. Mas há um grande número de casos positivos entre os nascidos em outros países da América, fronteiriços (Paraguai e Bolívia) ou não fronteiriços (Peru), como mencionado acima. Embora sejam muito poucos casos, são mais do que os casos na região central, pelo que não devem ser subestimados aquando da conceção de campanhas de prevenção, especialmente porque a vacina foi incluída no calendário de vacinação obrigatória *(RM 940/2000)*.

Sabemos que a região das Américas tem a prevalência global mais baixa para os dois vírus da hepatite que nos interessam no Banco de Sangue *(WHO , 2017)*, pelo que qualquer fluxo migratório do "velho mundo" pode trazer casos positivos. Na nossa experiência, isto aconteceu, para o VHB, com dadores europeus e da Ásia Oriental (tabela 12). O que foi surpreendente foi o facto de não termos tido nenhum caso positivo de

migrantes africanos, apesar do recente afluxo de migrantes senegaleses à CABA *(Cybel, 2018; Klipphan, 2019))*.

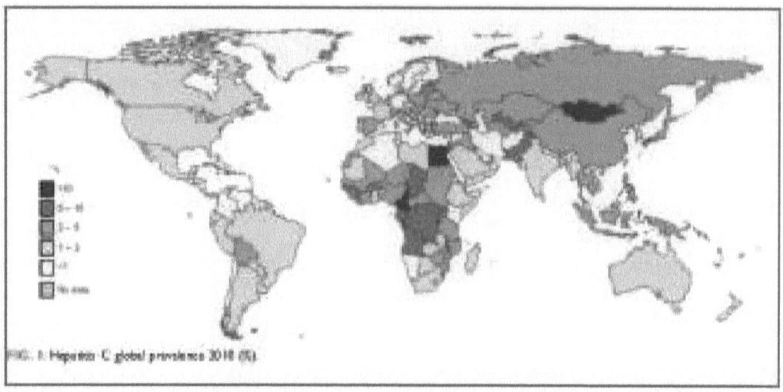

Mapa 24: Prevalência do VHC *(Lavanchy, 2011)*

Isso porque nenhum membro dessa comunidade veio doar sangue para o nosso Banco ou para coletas da Rede que foram encaminhadas a esse serviço para processamento. Também não foi observado nenhum caso de HCV em doadores nascidos fora da América do Sul (tabela 12 e mapa 24), apesar de termos recebido doadores de locais onde a prevalência é maior que na Argentina *(Lavanchy, 2011)*.

Para concluir este capítulo, pode observar-se que os casos de Brucelose (gráfico 23) estão concentrados em dadores nascidos na CABA e, em segundo lugar, nascidos na província de Buenos Aires. Os dois juntos representam 62,79% dos casos positivos para esta infeção. Neste caso, ao contrário dos anteriores, a migração interna não parece ser um fator determinante na sua distribuição.

Tomando a variável "endereço declarado", podemos observar que um pouco mais de 94% dos dadores vivem no CABA ou no primeiro cordão do GBA (gráfico 29). Dentro da pequena parcela restante de doadores, há ainda alguns estrangeiros que vieram doar sangue quando estavam na cidade a turismo ou a trabalho. Nesse grupo que mora fora da Capital Federal e do Conurbano não houve casos de brucelose, HCV, HIV ou HTLV (gráficos 31, 34, 35 e 36 respetivamente).

26,39% dos Dadores estão domiciliados na área programática do Hospital, se calculado sobre o número total de Dadores domiciliados na CABA (mapa 5, tabela 13). Este valor desce para 11,71% se calculado sobre o número total de dadores. Este facto pode ser interpretado de duas formas. Primeiro, levemos em conta que a população dos municípios 1, 2 e 14 juntos representam 21,39% da população da cidade *(INDEC, 2010)*. As recolhas efectuadas pela Rede de Medicina Transfusional atraem dadores para além da área programática a que o hospital pertence. Isto porque o dispositivo de "recolha" se desloca aos locais de trabalho (escritórios de empresas, igrejas), aos locais de estudo (universidades, escolas secundárias) ou simplesmente aos locais de trânsito (praças públicas, centros de transferência de passageiros), para atrair dadores. Mas isto, por si só, não é suficiente para interpretar estes números, uma vez que a percentagem de voluntários de recolha em relação ao número total de dadores ainda é baixa *(Gendler & Trinca, 2015)*.

Outro aspeto a ter em conta é que os domicílios dos pacientes hospitalizados com necessidade de transfusão (e porque não, o seu grupo de parentes, ou seja, familiares, amigos e colegas de trabalho), ultrapassam em muito a área do programa do hospital. Estas moradas abrangem não só toda a cidade de Buenos Aires, mas também a Grande Buenos Aires (GBA), como se pode ver no mapa 13. Isto é consistente com as estatísticas oficiais do GCBA *(Direção Geral de Estatística e Censos GCABA)* que relatou durante anos que, nos hospitais do GCABA, mais de 40% das admissões hospitalares correspondiam a pacientes provenientes dessa província.

Em resumo, apenas 44,37% dos dadores estão domiciliados na CABA (Figura 29). Quanto aos casos positivos para os diferentes ITT (gráficos 30 a 36), observamos uma distribuição semelhante CABA/província. Expressos em percentagem do número total de positivos, observamos valores próximos mas ligeiramente inferiores para a S^filis (41,04%), Chagas (35,48%) e VHC (39,64%), valores ligeiramente superiores para a Brucelose (49,61%) e valores superiores para o VHB (52,06%), VIH (58,62%) e HTLV (71,42%). Para tentar perceber esta diferença de distribuição, estudámos o que acontece dentro de cada uma das subdivisões dos grandes distritos mais representativos: os municípios da CABA e os distritos da GBA.

Apenas um terço dos dadores domiciliados no CABA (tabela 13) vive na área programática do hospital. Mas os casos positivos para os diferentes ITTs excedem esta proporção, especialmente para S^filis, Chagas e HTLV, que representam 46,83, 41,5 e 36,66 por cento respetivamente do número total de casos positivos domiciliados em CABA para estes ITTs (Figura 37). Esta concentração de casos torna-se mais evidente se olharmos apenas para a parte de cada barra do gráfico que corresponde à comuna 1 ou se olharmos para os mapas 6 a 12. Como já sabemos, nesta comuna existem assentamentos precários, importantes em termos de número de habitantes. Trata-se das villas 31 e 31 bis, que albergam numerosos migrantes provenientes de zonas endëmicas de S^filis, *(Arbo, 2010; Ortiz & col, 2018; Aguilar & col, 2018; Aguilar & col, 2016; San Miguel & col, 2010; Mini de Salud y Deportes, sf)* Chagas *(Meza, 2016), (Dir. G.ral de Vigilancia de la Salud, Paraguay, 2018), (Marquez Roa & col, 2013)*, HBV *(Centro Nac. de Epidemiologla, Prevention y Control de Enfermedades, 2016))* e HTLV *(Gotuzzo Herencia & col, 2010)*.

Como já foi referido, não foram detectados casos de HTLV entre os dadores que vivem em Palermo (comuna 14 e mapa 12). Isto não significa que não existam casos, apenas que, devido à sua baixa prevalência, é possível que não tenham sido detectados porque os membros do grupo de portadores simplesmente não foram sensibilizados por qualquer campanha de doação.

O maior número de casos positivos de sífilis na CABA (mapa 6) encontra-se na comuna 1, seguida da comuna 14 e das comunas do sul da cidade (3, 4 e 8). Estas três últimas são as menos desenvolvidas socioeconomicamente *(INDEC 2010)*. Algo semelhante acontece no GBA, onde o maior número de positivos se encontra no distrito de La Matanza (mapa 14), que é também o mais populoso e, ao mesmo tempo, tem baixos índices de desenvolvimento socioeconómico *(INDEC 2010)*. Segue-se Lomas de Zamora, Moreno, J. C. Paz e outros, dentro do conurbano, em termos de número de positivos.

O número de casos de brucelose na comuna 13 é impressionante, seguido das comunas 3 e 6, que são iguais à comuna 1, uma vez que não são zonas relacionadas com a criação de gado, a indústria de lacticínios ou a transformação de carne. Paradoxalmente, a comuna 9, onde se situa o Mercado de Hacienda de Liniers *(Mercado de Liniers SA, sf)*, regista apenas um caso de brucelose. Entre os dadores domiciliados na Província de Buenos Aires, acontece algo semelhante: os casos de brucelose estão concentrados à volta das grandes cidades (os subúrbios de CABA e La Plata), mas não foram detectados casos nos dadores do interior da província, apesar do facto de aí se criar gado (Figura 40). Os casos encontrados podem estar relacionados com a comercialização de alimentos que não cumprem todas as normas sanitárias *(Scialfa & col, sf; Dibarboraa & col, 2017)*.

A CABA não é uma zona endémica da doença de Chagas. Apesar disso, existem numerosos casos positivos nos municípios 1 e 8 (ver mapa 8). Cruzando os resultados obtidos para o domicílio com os de nascimento, verifica-se que os municípios acima mencionados são os que apresentam as maiores percentagens de nascidos em zonas de alta prevalência de Chagas (Bolívia e Paraguai (mapa 21) e províncias como Salta, Jujuy, Santiago del Estero, Tucumán e Chaco (mapa 23), representando 40,92% e 38,84% dos dadores domiciliados nestes municípios.

O município de Palermo tem um elevado número de dadores chagásicos, mas também tem um elevado número de dadores elegíveis porque é o município do hospital onde este estudo está a ser realizado. Isto resulta numa menor concentração de casos em comparação com os casos comuns acima mencionados. Razões semelhantes explicariam o elevado número de casos positivos de doença de Chagas entre os dadores domiciliados nos 24 distritos do GBA (ver tabela 16).

Relativamente ao VHB (mapa 9), as comunas com o maior número de casos, por ordem decrescente, são 1, 3, 14, 4 e 5. Se relacionarmos isto com o local de nascimento dos dadores nestes distritos (Tabela 14), vemos que muitos deles (principalmente os que vivem no distrito da reforma) vêm de áreas de alta ou média endemicidade, como as províncias de Salta e Jujuy *(Alonso S & col, 2019)* e de países como o Peru *(Cabezas Sanchez, 2008)*, Paraguai *(Rovira & col, 2009)* e

Bolívia *(Leon & col, 1999)*. No GBA (tabela 16) também vemos um número significativo de dadores nascidos nos países e províncias acima mencionados, mas o elevado número de dadores dos distritos de La Matanza e Lomas de Zamora sugere que este último é a razão para o elevado número de dadores de hepatite B nestes distritos.

Quanto à outra hepatite investigada, a causada pelo vírus C, há uma concentração notável de casos na comuna 15 (que inclui os bairros de Chacarita, Villa Crespo, La Paternal, Villa Ortuzar, Agronom^a e Parque Chas) e, em segundo lugar, na comuna 14. Devido ao reduzido número de casos (7 e 6, respetivamente), ao cruzar os dados relativos à morada e ao local de nascimento, tal como foi feito com outros marcadores, não se pode observar um padrão claro relativamente a esta última variável. O que chama a atenção é o facto de todos estes casos pertencerem ao sexo masculino (ao contrário dos casos registados noutros municípios, que também envolvem mulheres) e de a maioria ter mais de 40 anos de idade.

Em termos de GBA (mapa 18), os dadores de Lomas de Zamora e La Matanza têm o maior número de HCV positivos. Seguem-se 3 de Febrero e Malvinas Argentinas. La Matanza tem o maior número de dadores (3249) e 3 de Febrero o menor (900) destes quatro distritos (Tabela 16). Isto mostra que a distribuição desta infeção não tem uma distribuição uniforme na conurbação da cidade de Buenos Aires, pelo que, para conhecer a verdadeira prevalência, seria necessário efetuar testes de campo em cada distrito.

Por outro lado, não foram detectados casos positivos em dadores de Ezeiza ou San Isidro, apesar de serem geograficamente contíguos a outros distritos onde foram detectados casos. Nestes casos, as contribuições dos dadores também foram baixas (400 e 571, respetivamente). Finalmente, a comuna com o maior número de casos de VIH detectados foi a comuna 1, seguida das comunas 3, 4, 7 e 12 (mapa 11). Com exceção desta última, trata-se de comunas com rendimentos médios baixos *(Bartfay N & col, 2017)*. No GBA, um pouco mais de metade dos casos domiciliados na província de Buenos Aires concentram-se na zona sul do GBA (gráfico 39, quadro 15 e mapa 11), principalmente no distrito de Lanus.

Outro facto interessante é obtido quando se cruzam os endereços com os locais de nascimento dos casos seropositivos: uma grande proporção deles nasceu no local onde vivem. Isto verifica-se tanto para a CABA (12 dos 36 casos nasceram na cidade e 6 em GBA) como para a Província de Buenos Aires (52,17% dos casos nasceram e vivem na Província de Buenos Aires). Isto significa que os portadores destes vírus, com exceção dos casos nascidos no Paraguai, não são, na sua maioria, migrantes, o que os diferencia dos infectados por outras DST, como a doença de Chagas.

Os casos de HTLV são demasiado escassos para se poder efetuar uma análise. A única coisa que pode ser destacada é a associação da CABA com a presença de pessoas nascidas no Peru. Esta associação não é observada nas pessoas domiciliadas em GBA.

Para finalizar a análise dos dados obtidos, concluiremos com a análise das co-infecções. Estas ocorreram em 0,22% dos dadores, onde a mais frequente foi o HBV-Chagas, coincidindo com a situação na Colômbia (Cruz Bermudez & Moreno Collazos, 2015). No entanto, ao contrário do que acontece nesse país, aqui o HBV-sii'ilis está em segundo lugar. Em terceiro lugar ficou a infeção pelos dois vírus da hepatite, seguida da dupla sífilis-doença de Chagas.

As associações com o VIH foram raras, tal como demonstrado na literatura *(Navarro, et al., 2008)*. O mais frequente foi o IBV (com 3 casos), enquanto que com o HCV se registou apenas um caso.

Em relação ao HTLV, ao contrário do relatório de Cruz Bermudez *(2014)*, que menciona a co-infeção com s^filis em primeiro lugar, aqui a infeção mais frequente é com o HBV, talvez devido à elevada proporção de dadores nascidos no Peru entre os dadores positivos.

O maior número de casos incluiu 2 infecções, embora tenha havido 3 casos de 3 marcadores positivos, representando 3% das co-infecções, o que implica que as infecções triplas são extremamente raras.

Neste trabalho descrevemos quais as ITT mais frequentemente detectadas em resultado do rastreio obrigatório dos dadores de sangue assistidos neste banco de sangue, as suas associações e a sua variação ao longo dos anos. Devido aos requisitos para a dádiva de sangue, não representam a prevalência real na população em geral, mas servem como medida indireta para identificar alterações de tendência na pertença ao grupo.

Cada grupo de pessoas infectadas foi também caracterizado de acordo com a sua faixa etária, bem como com a sua residência e local de nascimento. Isto permitirá a formulação de hipóteses que servirão de base a futuras investigações de carácter analítico. Pode também ser utilizado para a conceção de políticas de prevenção da transmissão e/ou monitorização das pessoas infectadas pelos microrganismos estudados.

Anexos

1. fluxo de trabalho geral do banco de sangue

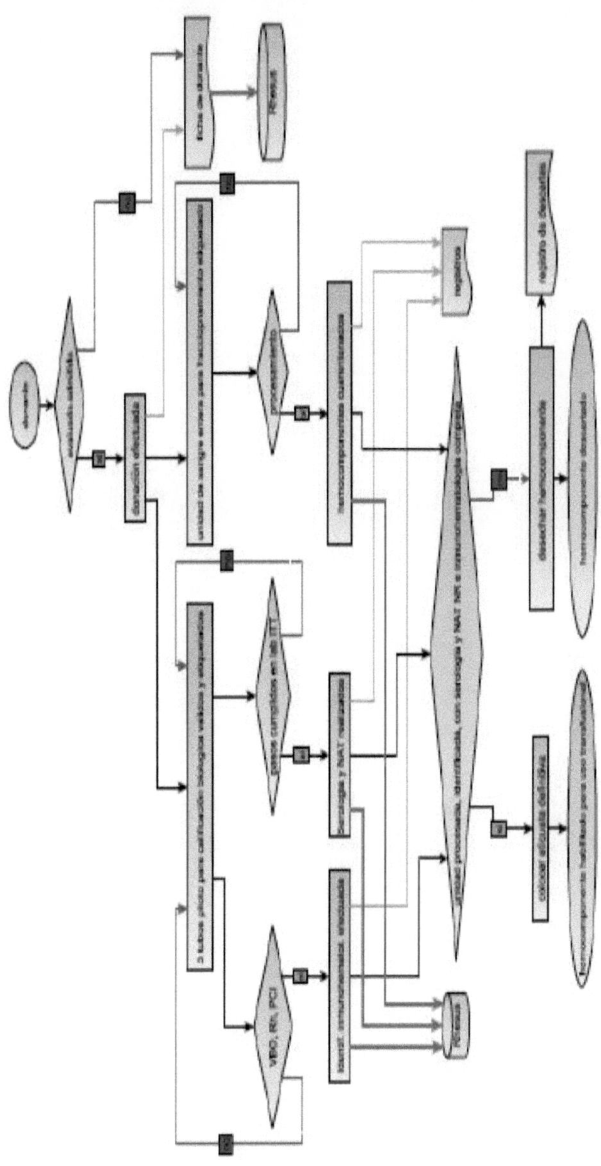

2. Formulário de entrevista médico-clínica dos Bancos de Sangue dos Hospitais da GCABA.

1. página 1 do formulário

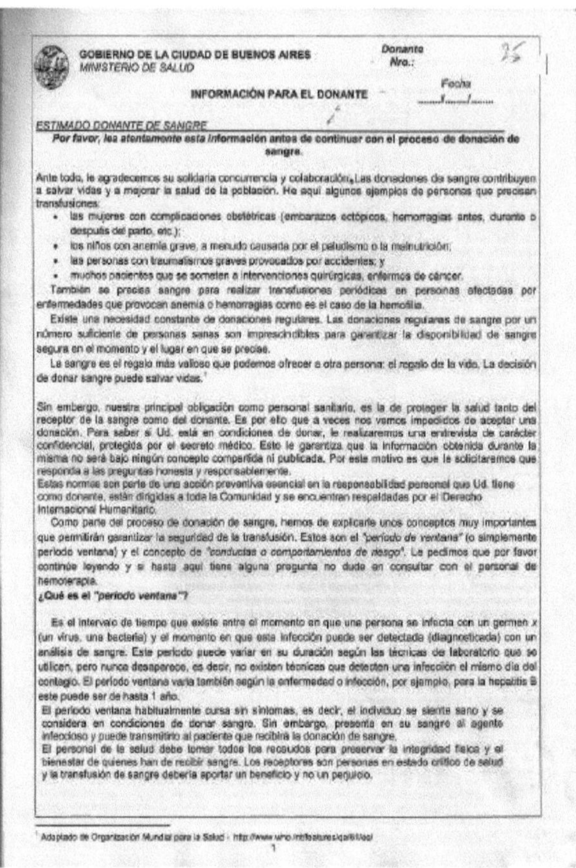

GOBIERNO DE LA CIUDAD DE BUENOS AIRES
MINISTERIO DE SALUD

Donante Nro.:

INFORMACIÓN PARA EL DONANTE

Fecha ___/___/___

ESTIMADO DONANTE DE SANGRE

Por favor, lea atentamente esta información antes de continuar con el proceso de donación de sangre.

Ante todo, le agradecemos su solidaria concurrencia y colaboración. Las donaciones de sangre contribuyen a salvar vidas y a mejorar la salud de la población. He aquí algunos ejemplos de personas que precisan transfusiones:

- las mujeres con complicaciones obstétricas (embarazos ectópicos, hemorragias antes, durante o después del parto, etc.);
- los niños con anemia grave, a menudo causada por el paludismo o la malnutrición;
- las personas con traumatismos graves provocados por accidentes; y
- muchos pacientes que se someten a intervenciones quirúrgicas, enfermos de cáncer.

También se precisa sangre para realizar transfusiones periódicas en personas afectadas por enfermedades que provocan anemia o hemorragias como es el caso de la hemofilia.

Existe una necesidad constante de donaciones regulares. Las donaciones regulares de sangre por un número suficiente de personas sanas son imprescindibles para garantizar la disponibilidad de sangre segura en el momento y el lugar en que se precisa.

La sangre es el regalo más valioso que podemos ofrecer a otra persona: el regalo de la vida. La decisión de donar sangre puede salvar vidas.[1]

Sin embargo, nuestra principal obligación como personal sanitario, es la de proteger la salud tanto del receptor de la sangre como del donante. Es por ello que a veces nos vemos impedidos de aceptar una donación. Para saber si Ud. está en condiciones de donar, le realizaremos una entrevista de carácter confidencial, protegida por el secreto médico. Esto le garantiza que la información obtenida durante la misma no será bajo ningún concepto compartida ni publicada. Por este motivo es que le solicitaremos que responda a las preguntas honesta y responsablemente.

Estas normas son parte de una acción preventiva esencial en la responsabilidad personal que Ud. tiene como donante, están dirigidas a toda la Comunidad y se encuentran respaldadas por el Derecho Internacional Humanitario.

Como parte del proceso de donación de sangre, hemos de explicarle unos conceptos muy importantes que permitirán garantizar la seguridad de la transfusión. Estos son el "período de ventana" (o simplemente período ventana) y el concepto de "conductas o comportamientos de riesgo". Le pedimos que por favor continúe leyendo y si hasta aquí tiene alguna pregunta no dude en consultar con el personal de hemoterapia.

¿Qué es el "período ventana"?

Es el intervalo de tiempo que existe entre el momento en que una persona se infecta con un germen x (un virus, una bacteria) y el momento en que esta infección puede ser detectada (diagnosticada) con un análisis de sangre. Este período puede variar en su duración según las técnicas de laboratorio que se utilicen, pero nunca desaparece, es decir, no existen técnicas que detecten una infección el mismo día del contagio. El período ventana varía también según la enfermedad o infección, por ejemplo, para la hepatitis B este puede ser de hasta 1 año.

El período ventana habitualmente cursa sin síntomas, es decir, el individuo se siente sano y se considera en condiciones de donar sangre. Sin embargo, presenta en su sangre al agente infeccioso y puede transmitirlo al paciente que recibirá la donación de sangre.

El personal de la salud debe tomar todos los recaudos para preservar la integridad física y el bienestar de quienes han de recibir sangre. Los receptores son personas en estado crítico de salud y la transfusión de sangre debería aportar un beneficio y no un perjuicio.

[1] Adaptado de Organización Mundial para la Salud - http://www.who.int/features/qa/61/es/

- *¿no se analizan a todas las bolsas (unidades) de sangre donadas?* Sí, todas las unidades de sangre son analizadas para detectar infecciones por VIH (o HIV), hepatitis B, hepatitis C, virus HTLV I- II, sífilis, Chagas y brucelosis. Pero si Ud. donó su sangre estando el "período de ventana" para alguna de ellas los análisis correspondientes arrojarán resultados NEGATIVOS, a pesar de usted tener la infección en cuestión. Estas unidades serán entonces consideradas aptas para ser transfundidas pero acabarán por contagiar al receptor.

¿Por qué los test de laboratorio no siempre consiguen detectar infecciones? TODAS las pruebas de laboratorio tienen un límite de sensibilidad por debajo del cual les es imposible detectar la infección. Aún los más sensibles tienen cierta limitación. Para poder confiar en un test de diagnóstico es necesario "haber dejado el período ventana atrás". Para ello se considera la fecha de la última exposición a una infección (si es que la hubo) y el tiempo de duración de su período ventana específico. Por ejemplo, tener sexo sin preservativos con una persona de la cual se desconoce si es portador de VIH representa una posible exposición. A partir de esa fecha de calculan 12 meses y a partir de entonces, un test de detección de VIH arrojaría un resultado confiable. (NOTA: el período ventana para VIH en mucho más corto, pero en la práctica se extiende a 12 meses para mayor seguridad de los receptores de sangre).

- *¿Si la sangre se conserva durante varias semanas... por qué no vuelven a analizarla antes de transfundirla?* Lo que permite la detección de la mayoría de las infecciones son unas moléculas llamadas *anticuerpos*. Estos se producen como respuesta a la presencia de un agente extraño dentro del cuerpo del huésped y para su producción son imprescindibles reacciones que solo pueden llevarse a cabo si la sangre está aún en el cuerpo. En otras palabras, la sangre, una vez extraída del cuerpo del donante y puesta en una bolsa, queda como *"freezada"* y ya nada cambiará.

- *¿Cómo se puede reducir el "período ventana" para aumentar la seguridad transfusional?* La única forma es a través de una entrevista en profundidad realizada por profesionales del Banco de Sangre, quienes en forma individual y confidencial preguntarán sobre las situaciones de mayor riesgo para contraer infecciones graves que se transmiten por sangre y/o por vía sexual. El cuestionario se adecúa a la Legislación Nacional e Internacional vigentes y sigue las recomendaciones de la Organización Mundial de la Salud. Estas normas son parte de una acción preventiva con base en la responsabilidad que Ud. tiene como donante y están dirigidas a la comunidad en su conjunto. Se encuentran respaldadas por el Derecho Internacional Humanitario y son de carácter no discriminatorio.

¿Qué son las *"conductas o comportamientos de riesgo"*?

Las conductas o comportamientos de riesgo son prácticas específicas que incrementan dramáticamente el riesgo de contraer una enfermedad o infección determinada. Así como fumar es una conducta de riesgo que multiplica de manera muy marcada las posibilidades de contraer cáncer de pulmón, la ingesta de sal en exceso es una conducta de riesgo coronario. Cuando consideramos la donación de sangre, nos interesa indagar en nuestros potenciales donantes sobre conductas o comportamientos de riesgo que aumenten las chances de adquirir una infección transmisible de donante a receptor durante una transfusión. Por ejemplo, en el caso del VIH, las conductas de riesgo pueden ser de índole sexual (sexo sin preservativos, parejas sexuales múltiples) o no-sexual (usar drogas inyectables y compartir jeringas).

En la actualidad la comunidad científica identifica conductas de riesgo distribuidas homogéneamente en la comunidad. Es por ello que este cuestionario no profundiza en cuestiones relacionadas con la identidad de género, la orientación sexual, el sexo transaccional, etc. Si, en cambio, hace foco en conductas habituales y difundidas en la población en su totalidad.

Las prácticas sexuales a cambio de dinero, drogas o alguna otra prestación son de riesgo para contraer infecciones como el VIH, Hepatitis B, Hepatitis C, sífilis, entre otras, si son coercivas, es decir, si una de las partes es sometida y privada del derecho a, por ejemplo, optar por el uso de preservativos. Las relaciones sexuales bajo la influencia de drogas y/o alcohol también son de alto riesgo por sí mismas. Las relaciones sexuales con múltiples parejas, aún con la utilización de preservativos, también representan un alto riesgo de infección.

Preguntas habituales:

- ¿Por qué aún con preservativos el sexo puede ser de riesgo? Si bien el preservativo es importante para protegernos durante las relaciones sexuales, no es 100% seguro. El personal del Banco de Sangre debe asegurarle al receptor que las unidades de sangre a ser transfundidas tienen la mayor seguridad posible. Las relaciones sexuales en situaciones de riesgo, aún con uso de preservativo, no garantizan la seguridad transfusional.

- ¿Que conductas serian de riesgo?
A continuación se detallan situaciones que son consideradas de alto riesgo para contraer infecciones graves transmisibles durante una transfusion de sangre y que deben ser consideradas con el solo objetivo de aumentar la seguridad transfusional.
- ✓ El uso de drogas prohibidas inyectables, consumo –inhalación- de cocaina
- ✓ El contacto a través de lesiones de piel o mucosas, con sangre y/o fluidos corporales de personas que desconocen su estado de salud en relacion a infecciones transmisibles por sangre.
- ✓ Las transfusiones frecuentes de componentes sanguineos.

En cuanto a las relaciones sexuales...
- ✓ El sexo desprotegido (sin uso de preservativos), ya sea oral, vaginal o anal, fuera del contexto de una pareja estable y monogama, con o sin eyaculacion, con o sin uso de metodos anticonceptivos (recordar que estos previenen el embarazo pero no las enfermedades de transmision sexual).

Aun el sexo con preservativos puede ser de riesgo si...:
- ✓ Incluye cambio frecuente de parejas sexuales o es con parejas múltiples.
- ✓ Es con personas que cambian frecuentemente de parejas sexuales o tienen parejas múltiples, como ser el caso de los trabajadores sexuales o personas con adicciones que cambian sexo por drogas,
- ✓ Se trata de relaciones sexuales ocasionales.
- ✓ Es con personas portadoras de los virus de VIH, hepatitis o HTLV.
- ✓ Si es con personas en plan de hemodiálisis o que reciben transfusiones de componentes sanguineos.

Ultimas consideraciones a tener en cuenta

Algunas personas se deciden a donar sangre con la oculta intención de tener su sangre analizada para distintas enfermedades. Si es este su caso, le rogamos que por favor nos lo informe, podemos referirlo al laboratorio del hospital donde se le realizaran los análisis que usted desee sin poner en riesgo la salud de los receptores. Actualmente existen test rápidos que son gratuitos y entregan los resultados en unos pocos minutos. No tema, hable abiertamente de este tema con el técnico, el sabrá entenderlo.
Si luego de haber donado cree que puede estar en un "periodo ventana" para alguna infección, por ejemplo, al enterarse que su pareja sexual tiene una enfermedad, comuniquese lo antes posible con el personal del laboratorio donde dono su sangre. Muchas veces es posible "rescatar" su unidad de sangre donada y así evitar el contagio durante una transfusión.
Si usted cree que su sangre podría no ser segura pero no puede ser abierto con respecto a ello porque, por ejemplo, sus familiares aguardan en la sala de espera a que usted done sangre, confié en el personal de salud, nadie lo juzgara: simplemente marque con una X la *"ficha confidencial"* que se le entregó, en donde dice "no debemos utilizar su sangre", y nosotros procederemos a descartarla de manera confidencial.
Una vez extraida, su sangre será analizada para hepatitis B y C, virus HTLV, Chagas, VIH, Brucelosis y Sifilis. Llegado el caso de que alguno de los análisis arrojare un resultado distinto al esperado, nos comunicaremos con usted por teléfono para invitarlo a volver e informarle sobre el hallazgo y ponerlo en contacto con profesionales de la salud para que continúen con la atención del problema que lo aqueja.

Hasta aqui usted ha leido todo lo que necesita saber en relación a la seguridad de la donaciones de sangre. Le agradecemos su atención. Si desea continuar con el proceso, de aviso al técnico de hemoterapia a cargo. El próximo paso incluye un cuestionario que usted deberá responder junto con el. Reiteramos más una vez el pedido de responder a las preguntar con absoluta sinceridad.
Muchas gracias.

DECLARACIÓN Y CONSENTIMIENTO LIBRE E INFORMADO DEL DONANTE

Hoy he concurrido a donar sangre u otro hemocomponente por mi libre y propia voluntad. Estoy en conocimiento que la donación de sangre es un acto solidario y altruista, por lo tanto, no he recibido ningún tipo de remuneración o incentivo. Al hacerlo consiento que se me efectúan las pruebas necesarias para detectar infecciones transmisibles por sangre.

Voluntariamente autorizo que en caso de detección de cualquier hecho que esta institución considere relevante en relación a mi sangre se me notifique, al domicilio que he declarado. También entiendo que al existir el riesgo de transmitir enfermedades por mi sangre se registrará esta situación, y no debo donar en ningún establecimiento hasta tanto no exista una nueva autorización profesional especializada y que puedo ser transmisor de enfermedades aunque los análisis sean negativos.

He sido informado y he comprendido que durante o después de la donación, eventualmente, puedo sufrir una reacción inesperada y fortuita, como por ejemplo, un hematoma alrededor del sitio de entrada de la aguja, la punción de una arteria, pérdida temporaria del conocimiento. He leído la información pre y post- donación que se me ha brindado; he tenido la oportunidad de consultar todo lo que he necesitado saber y me han respondido satisfactoriamente con términos comprensibles para mí. Dejo constancia que respondí a todas las preguntas con la verdad y con lo mejor de mí conocimiento. Es por ello que considero que estoy en condiciones de donar sangre u otro hemocomponente.

	<u>Si el donante es menor de Edad</u>
Firma del Donante————————	Firma del Tutor———————
	Aclaración y N° DNI:———————

DATOS PERSONALES DEL DONANTE

Posta	Colecta

Apellidos /Nombres ....

DNI / CI / LE / LC/Pasaporte N° .... Nacionalidad ....

Edad............... Fecha Nacimiento.......................... Lugar de Nacimiento....................

Domicilio Actual:.. Localidad .... Código Postal ....

Teléfono... Dirección de E-MAIL.........................

Donación Autóloga: ☐
Donación por Aféresis: ☐

NO RELACIONADO			DE REPOSICIÓN		
NUEVO	ULTERIOR		NUEVO	ULTERIOR	
	Habitual	No Habitual		Habitual	No Habitual

Lugar y fecha de la última donación: ....

¿Tuvo alguna reacción post donación? SI ☐ NO ☐

¿Fue diferido alguna vez como donante? SI ☐ NO ☐

Si es mujer, ¿Está embarazada o lo ha estado en las últimas 8 semanas? SI ☐ NO ☐

Cesárea ☐ parto Normal ☐   ¿Cuantos embarazos ha tenido? ☐

La transfusión de plasma proveniente de mujeres multíparas se ha relacionado con una mayor probabilidad de presentar una injuria pulmonar aguda relacionada con la transfusión.

Firma del Donante...

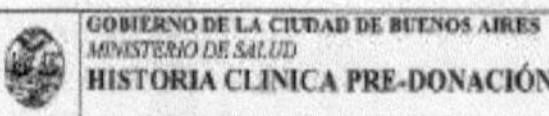

GOBIERNO DE LA CIUDAD DE BUENOS AIRES MINISTERIO DE SALUD **HISTORIA CLINICA PRE-DONACIÓN**	Donante Nro.	
	Fecha	

Información al donante	SI	NO
1- ¿Considera que el Banco de Sangre le ha proporcionado información clara y entendible sobre la donación de sangre y las situaciones de riesgo para infecciones transmisibles durante una transfusión de sangre?		
2- ¿Ha leído atentamente todo el material y lo ha entendido?		
3- ¿Presenta alguna duda sobre lo que ha leído?		
En el día de hoy		
4- ¿Se siente bien? ¿Se siente "sano"?		
5- ¿Esta donando sangre de manera voluntaria?		
Antecedentes		
6- ¿Ha donado sangre en las últimas 8 semanas?		
7- Si la respuesta anterior es SI... ¿ha sufrido algún inconveniente posterior a la donación (desmayo, otros)?		
8- ¿Lo han rechazado como donante alguna vez, o le han dicho que "Ud. no puede donar"?		
9- Si la respuesta anterior es SI... ¿cuál fue el motivo?		
10- ¿Tomo aspirina o analgésicos en los últimos 3 días?		
11- ¿Ha tomado medicación para tratamiento de psoriasis, acné o enfermedades de la próstata?		
12- ¿Está tomando o ha tomado algún otro medicamento? ¿Cual?		
13- ¿Ha padecido o padece enfermedades cardiovasculares (infarto, agina de pecho)?		
14- ¿Sufre de hipertensión arterial? ¿Qué medicación toma?		
15- ¿Sufre o ha sufrido de hemorragias o problemas de coagulación?		
16- ¿Ha padecido alguna enfermedad grave que haya exigido control médico periódico?		
17- Si la respuesta anterior es SI... qué enfermedad ha sido esta?		
18- ¿Ha sufrido de coloración amarillenta de piel o mucosas, cambios en el color de la orina y la materia fecal, junto con decaimiento general, fatiga, fiebre?		
19- ¿Ha dado "positivo" para un test de hepatitis?		
20- ¿Ha sufrido alguna enfermedad grave de pulmón (como asma), riñón, tiroides, aparato digestivo u otras?		
21- ¿Ha sufrido de episodios repetidos de desmayos, crisis de epilepsia y/o convulsiones?		
22- ¿Ha presentado episodios de fatiga, sudoración nocturna, fiebre prolongada, pérdida de peso sin motivo aparente, tos de larga duración?		
23- ¿Se ha hecho algún estudio para la tuberculosis?		
24- ¿Ha dado "positivo" o "indeterminado" en algún test para VIH (HIV)/SIDA en el pasado?		
25- ¿Tiene ganglios palpables, lesiones en la piel o mucosas que no hayan sido vistos aún por un médico?		
26- ¿Padece diabetes tratada con insulina?		
27- ¿Ha padecido cáncer? ¿Qué tipo?		
28- ¿Ha recibido quimioterapia y/o radioterapia?		
29- ¿Ha tenido algún problema hemorrágico o enfermedad de la sangre (anemia, leucemia)?		
30- ¿Le han diagnosticado enfermedad de Chagas o ha dado "positivo" en un test para Chagas?		
31- ¿Ha padecido paludismo/malaria en los últimos 3 años?		
32- ¿Ha visitado en el último año algún país donde el paludismo/malaria es endémico?		
33- ¿Ha recibido una transfusión de sangre o trasplante de tejido/órgano proveniente de otra persona?		
34- ¿Usted o algún familiar sufre o ha sufrido la enfermedad de Creutzfeldt- Jakob?		
35- ¿Ha recibido hormona de crecimiento de origen humano antes de 1987?		
36- ¿Ha recibido vacunación o tratamiento para la rabia?		
37- ¿Ha recibido otras vacunas? ¿Cuáles? ¿Cuándo?		

38- ¿Ha usado drogas prohibidas inyectables, por ejemplo heroína?		
En las últimas 2 semanas:		
39- ¿Ha presentado fiebre, dolor de cabeza y malestar general?		
40- ¿Ha recibido tratamiento odontólogo? ¿Cuál?		
En el último mes		
41- ¿Ha estado en contacto con alguna persona que padeciera una enfermedad infectocontagiosa?		
En los últimos 6 meses		
42- ¿Ha concurrido a la consulta de algún médico o ha estado hospitalizado?		
43- Si la respuesta anterior es SI... ¿Cuál fue el motivo de consulta?		
44- ¿Ha sido sometido a algún tipo de endoscopía o cirugías no complicadas?		
En los últimos 12 meses		
45- ¿Ha sido intervenido quirúrgicamente y/o recibió sangre u otro componente?		
46- ¿Ha inhalado cocaína?		
47- ¿Se ha realizado tatuajes, perforación no estéril de piel (aros, piercing) y/o acupuntura		
48- ¿Ha estado en contacto con sangre o secreciones de otra persona por pinchazo accidental o salpicadura?		
49- ¿Mantuvo relaciones sexuales de riesgo para infecciones que se transmiten por sangre/sexo?		
50- ¿Ha estado en alguna(s) de las situaciones de riesgo para infecciones que se transmiten por sangre/sexo de las que se mencionan en la sección "Información para el donante"?		
51- Ha tenido sexo anal sin uso preservativo, ya sea como miembro insertivo (activo) o receptivo (pasivo) de la pareja?		
52- Ha tenido sexo vaginal sin uso de preservativo con una pareja no estable y monógama?		
53- ¿Convive o ha convivido, mantiene o ha mantenido contacto con alguien que padeciera hepatitis, tuberculosis o es portador de los virus de la hepatitis o el SIDA (VIH)?		
54- ¿Ha sido tratado para alguna enfermedad de transmisión sexual, como sífilis, gonorrea, clamidia, entre otras?		
55- ¿Ha sido víctima de violación, abuso sexual o cualquier forma de contacto sexual contra su voluntad?		
Si usted es mujer		
56- ¿Está embarazada?		
57- ¿Si esta o ha estado embarazada, cual es el número total de gestas?		
58- ¿Ha sufrido un aborto o tenido un parto en los últimos 12 meses?		
Estancias en el extranjero		
59- ¿Ha residido en un país extranjero? ¿Cuál? ¿Cuándo?		
60- Si la respuesta anterior es SI ¿Se ha relacionado sexualmente o ha incurrido en conductas sexuales de riesgo durante su estadía en dicho país?		
61- ¿Ha vivido durante más de un año (sumando todos los períodos de permanencia) en el Reino Unido (Inglaterra, Gales, Escocia, Irlanda del Norte, Islas del Canal, Isla de Man) entre 1980 y 1996?		
Por último		
62- ¿Confirma usted que la motivación para donar sangre no proviene de la necesidad de conocer su serología para VIH?		
63- ¿Confirma usted que no ha recibido dinero ni ningún otro tipo de compensación para donar sangre?		
64- ¿Confirma usted que ha entendido todas las preguntas que se le han formulado?		
OBSERVACIONES		

Firma del Donante... Documento N° ....

ADMITIDO POR HISTORIA CLÍNICA: SI ☐   NO ☐   Causa médica definitiva Cód. ________

Causa médica temporaria Cód. ________

Observaciones: _______________________________

____

CONTROL CLÍNICOS

Hto / Hb ____________ TA: ____________ Pulso: ____________ Temp.: ________ Peso: ________

Inspección de los brazos: _______________________

Observaciones:

ADMITIDO EN Control CLÍNICOS: SI ☐   NO ☐

Operador: _______________________________

EXTRACCION

Tipo de Bolsa ________ N° de lote ____________ Anticoagulante [CFD CFD-SAG-M] Otro: ______

N° de la tubuladura utilizada: _______________________________

Fecha de vencimiento de la Bolsa: ________________   Brazo punzado: [D] [I]

Dificultad en la Extracción: [SI] [NO]   (Códigos: SD - RV - Ag - T- Bo - Lp)

Tolerancia al Procedimiento: Buena   Regular   Mala   **Tipo de Reacción:** (Códigos: He - 1 – 2-)

Peso de la Bolsa ____________ Hora de iniciada la extracción: ____________ Hora de finalizada ____________

Muestras [SI NO]

Operador: _______________________________

OBSERVACIONES _______________________________

____

FIRMA DEL RESPONSABLE DEL PROCESO HEMODONACIÓN

<u>NOTA:</u> SD (se retira sin donar) -RV (red venosa)- Ag (aguja)- T (tubuladura)- Bo (bolsa)- Lp (lipotimia).
He (hematoma)- 1 (leve-moderada)- 2 (sever

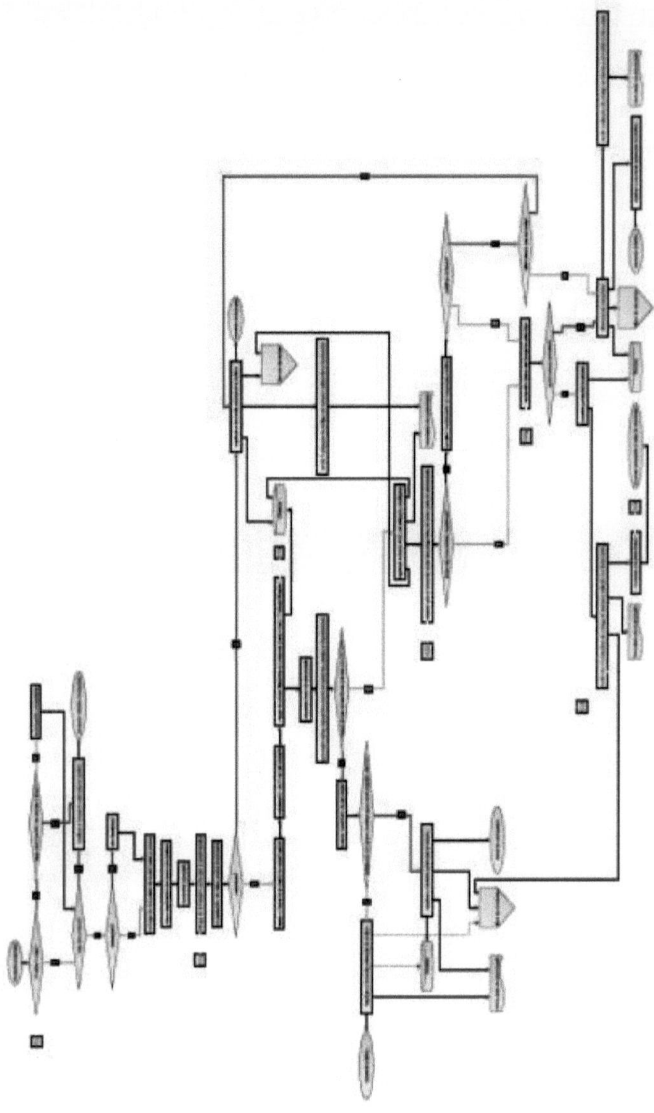

3. Aprovação do projeto

CABA, 14 de Abril de 2018

Considero que el proyecto de Tesis "Prevalencia de Infecciones de Transmision Transfusional estudiadas en donantes del Banco de Sangre Intrahospitalario del Hospital Juan A. Fernández, del Gobierno de la Ciudad Autónoma de Buenos Aires en el periodo 2006-2017 y su relevancia en la gestión del Servicio de Hemoterapia" esta en condiciones de ser presentado para su segunda evaluación

Mg. Silvina Bering
Docente Adscripta
Dto. de Salud Pública
Facultad de Medicina
UBA

CABA, 14 de abril de 20 i 8

Considero que o projeto de tese "Prevalência de Infecções Transfusionais estudadas em dadores do Banco de Sangue Intra-Hospitalar do Hospital Juan A. Fernandez, do Governo da Cidade Autónoma de Buenos Aires no período 2006-2017 e sua relevância na gestão do Serviço de Hennioterapia" está pronto para ser submetido à sua segunda avaliação.

Mg. Siivtna Bering

Adido de Saúde Pública da província de Medinina

VBA

5. Aprovação do CEI

Buenos Aires, 30 de mayo 2019

Ref. Protocolo: PREVALENCIA DE INFECCIONES DE TRANSMISIÓN TRANSFUSIONAL ESTUDIADAS EN DONANTES DEL BANCO DE SANGRE INTRAHOSPITALARIA DEL HGAJAF DEL GCBA EN EL PERÍODO 2006-2017 Y SU RELEVANCIA EN LA GESTIÓN DEL SERVICIO DE HEMOTERAPIA

Nº CODEI: 201822
Investigador principal: Dra Gendler

Estimado/a Investigador/a:

Por la presente le informamos que el Comité de Ética en Investigación del Hospital Fernandez ha otorgado la renovación anual a vuestro protocolo de referencia.

Le recordamos que , según los Procedimientos Operativos de este Comité; *Los investigadores serán responsables de remitir la información sobre el avance del estudio bajo su responsabilidad y sobre cualquier contingencia que ocurra ajena a lo establecido por protocolo mediante alguno de los siguientes documentos: informe de avance o informe final" "El IP debe informar al CEIHF los avances producidos durante su investigación, anualmente"*

El CEIHF, en cumplimiento de sus funciones, realiza monitoreos del desarrollo de las funciones aprobadas.

LA PRESENTE NOTA DEBE SER IMPRESA Y ARCHIVADA EN LA CARPETA DEL INVESTIGADOR

Atte, Dra Analia Cortes

Comité de Ética en Investigación Hospital Fernández (CEIHF)
Cerviño 3356 – 7º Piso. 1425 CABA
fernandez_cei@buenosaires.gob.ar
TE: 4808-2618

Página 1 de 1

GOBIERNO DE LA CIUDAD DE BUENOS AIRES
HOSPITAL GENERAL DE AGUDOS JUAN A. FERNÁNDEZ
COMITÉ DE ÉTICA EN INVESTIGACIÓN

Buenos Aires, 4 de junio de 2018

Ref. Protocolo:
"PREVALENCIA DE INFECCIONES DE TRANSMISIÓN TRANSFUSIONAL ESTUDIADAS EN DONANTES DEL BANCO DE SANGRE INTRAHOSPITALARIA DEL HOSPITAL GRAL. DE AGUDOS J. A. FERNÁNDEZ DEL GCBA EN EL PERÍODO 2006-2017 Y SU RELEVANCIA EN LA GESTIÓN DEL SERVICIO DE HEMOTERAPIA".

N° CEIHF: 201822

Investigadoras: Bq. Silvina Gendler

Estimada Bq. Gendler

Por la presente les informamos que el Comité de Ética en Investigación del Hospital Fernández ha aprobado desde el punto de vista metodológico y ético la siguiente documentación perteneciente al protocolo de referencia:
1. Protocolo de Investigación.

La aprobación tuvo lugar en la sesión ordinaria del día 4 de junio de 2018, Acta N° 786 con la presencia de la Dra. Graciela Botvinik, Dra. María Laura Garau, Lic. Guillermo Cardozo, Sra. Mirta Castro, Sr. Gonzalo Vigo, Dra. Patricia Gitelman y Dra. Vanina Edul.

La presente aprobación tiene una validez por un año, supeditada al cumplimiento de las obligaciones enumeradas a continuación:

1. Informar el inicio del estudio
2. Informar los desvíos al protocolo
3. Presentar el Informe final del estudio

El CEIHF, en cumplimiento de sus funciones, realiza monitoreos del desarrollo de las investigaciones aprobadas.
Si el estudio se extiende más allá del 4 de junio de 2019 se debe solicitar una extensión de la aprobación.

El estudio no puede comenzar hasta contar con la Disposición Autorizante de la Dirección del Hospital.

Atte.

Dra.
María
Laura
Garau

Comité de Ética en Investigación Hospital Fernández (CEIHF)
Cerviño 3356 – 7° Piso. 1425. CABA
fernandez_cei@buenosaires.gob.ar
TE: 4808-2616

6. Método de tratamento da base de dados.

1. Rhesus
2. LIVRO DE DOAÇÃO: Guardar como rtf x ano
3. Copiar/colar para Excel: colagem especial: texto Unicode
4. adicionar funções lógicas
5. adicionar filtros
6. adicionar transposição
7. ecrã dividido na vertical e na horizontal
8. Colorir
a. Do exterior fundo cor de laranja
b. Diferido e inelegível: letra vermelha
c. Auto-excluído Antecedentes a bordo
9. Copiar linhas para valores
10. Retirar as primeiras colunas
11. Extrair noutra janela
a. Do exterior
i. HOSPITAL
ii. INSTITUTO
iii. FUNDAÇÃO
iv. HEMOCENTRO
v. CEMIC
vi. MARIA FERRER
vii. MATERNIDADE
viii. ACADEMIA
ix. OUTROS
b. Diferido e não elegível:
c. Auto-excluído
12. Encomendar
a. Recuperado
b. Do exterior
c. Diferido
d. Auto-excluído
13. Verificar soma de correspondência
14. Verificar a existência de carências
15. Unificar todos os anos num único ficheiro para cada tipo.
a. Extra^dos + auto-excluídos
b. Do exterior
c. diferido
16. diferido:
a. ordenar por tipo e ano
b. masc/fem:
c. idades
d. adicionar
i. eliminar dados desnecessários
ii. espaços para corresponder a n.º de colunas
iii. n/a (sem dados)

17. do exterior:
a. ordenar por Htal de origem e ano
b. espaços para corresponder a n.º de colunas
c. n/a (sem dados)
18. extraído:
a. masculino/feminino
b. idades
c. unificar
i. nascimentos
ii. casas:
1. comunas/bairros CABA
(https://www.buenosaires.gob.ar/comunas)
2. partidos/cidades que não a CABA
d. eliminar dados desnecessários
e. espaços para corresponder a n.º de colunas
f. n/a (sem dados)
i.
g. retirar
i. repetido
ii. incompleto
19. Montagem de quadros:
a. Do exterior
b. Diferido
c. extra^dos
20. Unificar as bases de dados do extra^dos e do ficheiro RR Excel.
21. Doença/infeção: classificar de acordo com o resultado:
a. S^filis
i. Rastreio
ii. algoritmo
iii. confirmação
b. Brucelose
i. Rastreio
ii. algoritmo
iii. confirmação
c. Chagas
i. Rastreio
ii. algoritmo
iii. confirmação
d. Hepatite b
i. Rastreio
ii. algoritmo
iii. complementar/confirmatório
e. Hepatite C
i. Rastreio
ii. algoritmo
iii. complementares
f. VIH
i. Rastreio
ii. algoritmo

iii. confirmação
g. HTLV
i. Rastreio
ii. algoritmo
iii. confirmação
22. Unificar as 3 componentes das bases de dados (externas, extraídas e diferidas).
23. Completo com DP= sem dados
24. Numeração e titulação
25. Adicionar filtros

6. Base de dados fina

Ver CD em anexo

Bibliografia

Aach, E., Szmuness, W., Mosley, J., Hollinger, F., Kahn, R., Stevens, C., ... Werch, J. (1981). Serum Alanine Aminotransferase of Donors in Relation to the Risk of Non-A,Non-B Hepatitis in Recipients The Transfusion-Transmitted Viruses Study. *N Engl J M 304*, 989-994.

Abbas Zaheer, H., Saeed, U., Waheed, Y., Karimi, S., & Waheed, U. (2014). Prevalência e tendências dos vírus da hepatite B, hepatite C e imunodeficiência humana entre doadores de sangue em Islamabad, Paquistão 2005-2013. *J Blood Disorders Transf, 5*(6), ISSN: 21559864 DOI: 10.4172/2155-9864.1000217.

Aguilar A, Estigarribia G, Gimenez L , Samudio T , Kawabata A, Lopez G, Jara M., Rolon R, Alvarenga F, Schwartz Benzaken A, Espinosa A, Munoz S. (2016). *Prevalencia de VIH y Sffilis y Conocimientos, Practicas y Attitudes de la Poblacion Indi'gena segun Familias Linguisticas en el Paraguay.* Recuperado de Ministerio de Salud Publica y Bienestar Social: http://onusidalac.org/1/images/informe-Estudio-indigenas-paraguay2016.pdf

Aguilar G, Kawabata A, Rolon R, Sosa D, Delgado K. (2018). *Relatório sobre a situação epidemiológica do VIH.* Recuperado de https://www.mspbs.gov.py/dependencias/pronasida/adjunto/62ddce-INFEPIVIH2018120720192.pdf

Alonso S, Aquino R, Coronel E, Ezcurra M, Levite V, Roitman K. (2019). *Boleti'n sobre hepatite viral na Argentina N°1.* Recuperado em 25/12/19, de http://www.msal.gob.ar/images/stories/bes/graficos/0000001592cnt-2019- 10_boletin-hepatitis.pdf

Alter M, Kuhnert WL, Finelli L. (2003). *Directrizes para testes laboratoriais e comunicação de resultados de anticorpos contra o vírus da hepatite C.* Obtido em https://www.cdc.gov/mmwr/preview/mmwrhtml/rr5203a1.htm

Alter, MJ; Margolis, HS; Bell, BP; Bice, SD; Buffington, J; Chamberland, M; . Coleman, PJ; Cummings, BA; Dentinger, CM; Garfein, RS; Hodgson, W; Braatz Ivie, K; Kelly Rima Khabbaz, MG; Lyerla, R; Mahoney, LD; Mast, EE; Moyer, LA; Sabin, KM; Shapiro. (16 de outubro de 1998). Recomendações para a Prevenção e Controlo da Infeção pelo Vírus da Hepatite C (VHC) e das Doenças Crónicas Relacionadas com o VHC. *MMWR Recommendations and Reports, 47*(RR 19), 1-39nic. Recuperado em 01/01/202020, de https://www.cdc.gov/mmwr/preview/mmwrhtml/00055154.htm

Amegeiras, B., Gonzalez, J., Jotimliansky, L., Zingoni, C., & Vulcano, C. (2013). *Pesquisa de carga viral em áreas geográficas da Argentina com alta prevalência do vírus da hepatite B.* Recuperado em 22/12/2019, de http://www.actagastro.org/numeros- anteriores/2013/Vol-43-N1/Vol43N1-PDF09.pdf.

Angeleri P, Coronel E, Solari J, Vidiella G, Vulcano S, Bruno M; Giovacchini C, Buyayisqui MP, Antman J, Varela T, Herrmann J. (2016). *Viral hepatitis Guia para los equipos de salud.* Recuperado em 21 de dezembro de 2019, de http://www.msal.gob.ar/images/stories/bes/graficos/0000000780cnt-2016-09_hepatitis-virales-equipos-de-salud.pdf

Angeleri P, Levite V, Vidiella G. (n.d.). *Prevalência de hepatites virais e sífilis em pessoas submetidas a rastreio pré-nupcial na Argentina.* (P. d. Ministério da Saúde, Ed.) Obtido em 23/12/2019, de http://publicaciones.ops.org.ar/publicaciones/prev_control_enfermedades/Prenupcial HepatitsSifilis.pdf

Angeleri P, Pando MA, Solari J, Vidiella G. (n.d.). *Hepatites Virais na Argentina.* (P. d. Ministério da Saúde, Ed.) Recuperado em 22/12/2019, de http://www.msal.gob.ar/images/stories/ryc/graficos/0000000865cnt-2014- 09_estado-hepatite-virales-argentina.pdf

Angheben, A., Boix, L., Buonfrate, D., Gobbi, F., Bisoffi, Z., Pupella, S., . . . Aprili, G. (2015). Doença de Chagas e medicina transfusional: uma perspetiva de países não endémicos. *Blood Transfus, 13*, 540-50 DOI 10.2450/2015.0040-15.

Antman J, Baldiviezo L, Bertolini, L, Buyayisqui MP, Codebo O, Couto P, Echenique A, Giovacchini G, Stefanic N, Tapia J, Varela T. (2015). *Boletim Integrado de Vigilância N° 244 SE 4 2015.* Recuperado em 23/12/2019, de https://www.argentina.gob.ar/sites/default/files/boletin-integrado-de-vigilancia-n244-se4.pdf.

Antman J, Giovacchini C, Baldiviezo L, Buyayisqui MP, Carrizo J, Codebo O, Couto P, Echenique A, Manana A, Mariscal E, Stefanic N, Tapia J, Varela T. (2016). *Boletim Integrado de Vigilância N° 296 SE 5 2016.* Recuperado em 23/12/2019, de https://www.argentina.gob.ar/sites/default/files/boletin-integrado-de-vigilancia- n296-se5.pdf.

Arbeitskreis Blut, Untergruppe "Bewertung Blutassoziierter Krankheitserreger". (2010). *Citomegalovírus humano (HCMV).* Recuperado em 23 de dezembro de 2016, de https://doi.org/10.1159/000322141

Arbo, A. (2010). S^filis: situação alarmante no Paraguai. *Rev. Inst. Med. Trop., 5*(1), 5-6. Recuperado em 23/12/2019, de http://scielo.iics.una.py/pdf/imt/v5n1/v5n1a01.pdf

Arrizabalaga, J. (2000). Las "enfermedades emergentes" en las postrimerias del siglo XX: El sida. *Politica y Sociedad*, 93-100. Recuperado de Dpto. de Historia de la Ciencia (IMF- CSIC). Barcelona. Polrtica y Sociedad, 35, Madrid (pp. 93-100) recuperado em 14/12/19: https://core.ac.uk/download/pdf/38819182.pdf

Barin, F. (2000). Vírus e agentes transmissíveis não convencionais: atualização da transmissão através do sangue Transfus. *Transfus. Clin. Biol., Jun; 7* (Suppl 1), 5s-10s. Recuperado de DOI: 10.1016/s1246-7820(00)80009-9

Barril, G., & Traver, J. (2003). Diminuição da prevalência do vírus da hepatite C (VHC) em doentes em hemodiálise em Espanha: efeito do tempo, início de estudos de prevalência do VHC e adoção de medidas de isolamento. *Antiviral Res., 60*(2), 129-34. Obtido do DOI: 10.1016/j.antiviral.2003.08.008

Bartfay N, Chaui J, El Ahmed Y, Fernandez M, De Florio F, Giboin Mazzola MA, Gonzalez Lebrero C, janeiro E, Rodriguez M, Valenzuela M, Zyssholt M. (2017). *Analisis de Situation de Salud de la Ciudad Autonoma de Buenos Aires.* (M. d. Salud, Ed.) Recuperado em 22/12/2016, de https://www.buenosaires.gob.ar/sites/gcaba/files/asis_caba_2016_dic17_vf_1.pdf

Berini, C., Pascuccio, M., Bautista, C., Gendler, S., Eirin, M., Rodriguez, C., ... Biglione, M. (2008). Comparação de quatro ensaios de despistagem comerciais para o diagnóstico do vírus linfotrópico de células T humanas dos tipos 1 e 2. *Journal of Virological Methods, 147*, 322-327. Obtido em 21/12/2019, de https://doi.org/10.1016/j.jviromet.2007.09.012

Biglione, M., & Berin, i. C. (2013). Aportes y consideraciones sobre la infeccion por los virus Linfotropico-T humanos tipo 1 y 2 en Argentina. *Buenos Aires, 21*(81), 84-94. Obtido em 22/12/2019, de https://ri.conicet.gov.ar/bitstream/handle/11336/21367/CONICET_Digital_Nro.25649 _A.pdf?sequence=2&isAllowed=y

Boletm Oficial de la Ciudad Autonoma de Buenos Aires N° 2292. (01 de setembro de 2005). Lei 1777/05. *Lei orgânica dos municípios.* CABA. Recuperado em 29/12/2019, de https://www.buenosaires.gob.ar/areas/leg_tecnica/sin/normapop09.php?id=77544& qu

Boletm Oficial de la Republica Argentina, N° 147203 (18 de setembro de 2015). Resolução 1508/15 Ministério da Saúde da Nação - Plano Nacional de Sangue. *Prohibese la exigencia de donantes de sangre de reposicion.* Recuperado em 01 01 01 2020, de https://www.boletinoficial.gob.ar/detalleAviso/primera/132942/20150918?busqueda =1

Boletm Oficial de la Republica Argentina, N° 24576 Página: 6. (31 de dezembro de 1980). Lei 22360/80. *Enfermedad de Chagas Interes Nacional.* Recuperado em 29/12/2019, de https://www.boletinoficial.gob.ar/detalleAviso/primera/7082899/19801231?busqued a=1

Boletm Oficial de la Republica Argentina, N° 25313 (1983). Lei 22990/83. *Lei Nacional de Sangre.* Recuperado em 27, 12. 2019, de https://www.boletinoficial.gob.ar/detalleAviso/primera/7090606/19831202?busqued a=1

Boletm Oficial de la Republica Argentina, n.º 26972 (20 de setembro de 1990). Lei 23798/90. *Saúde Pública (SIDA).* CABA. Recuperado em 29/12/2019, de https://www.boletinoficial.gob.ar/detalleAviso/primera/7118835/19900920?busqued a=1

Boletm Oficial de la Republica Argentina, N° 29513 (27 de outubro de 2000). Resolução 940/00 Ministério da Saúde da Nação. *Incorporase con caracter obligatorio al Calendario Nacional de Vacunacion la vacuna antihepatitis B.* Recuperado em 01 01 2020, de https://www.boletinoficial.gob.ar/detalleAviso/primera/7209360/20001027?busqued a=1

Boletm Oficial de la Republica Argentina, N° 30497. (1 de outubro de 2004). Regulamento da Lei 22.990. *Decreto 1338/04. Derogacion del decr. 375/89.* Recuperado em 23 Dez. 12, 2019, de https://www.boletinoficial.gob.ar/detalleAviso/primera/7267148/20041001?busqued a=1

Boletm Oficial de la Republica Argentina, N° 31232 (5 de setembro de 2007). Lei 26281/07. *Lei para a prevenção e controlo de todas as formas de transmissão da doença de Chagas, até à sua erradicação definitiva em todo o território nacional.* Recuperado em 29/12/2019, de https://www.boletinoficial.gob.ar/detalleAviso/primera/9179320/20070905?busqued a=1

Boletm Oficial de la Republica Argentina, No. 51282 (11 de julho de 2013). Resolução 797/13 Ministério da Saúde da Nação - Plano Nacional de Sangue. *Normas Administrativas e Técnicas e os Critérios de Seleção de Doadores de Sangue.* Obtido em 01 01 2020, de https://www.boletinoficial.gob.ar/detalleAviso/primera/90503/20130711?busqueda= 1

Boletm Oficial de la Republica Argentina, N° 9129. (19 de fevereiro de 2014). Resolução 139/14 Ministério da Saúde da Nação - Plano Nacional de Sangue. *Modifi'quese el segundo parrafo del punto P. bajo el titulo PREPARACION DE PRODUCTOS SANGUINEOS subti'tulo P.ITTdel Anexo I de la Resolución Ministerial 797/2013.* Obtido em 01 de janeiro de 2020, de https://www.boletinoficial.gob.ar/detalleAviso/primera/102192/20140219?busqueda =1

Boletm Oficial de la Republica Argentina, N°147201 (18 de setembro de 2015). Resolução 1507/15 Ministério da Saúde da Nação - Plano Nacional de Sangue. *Modifi'quese el ANEXO I de la Resolución Ministerial N° 797/2013, Normas Administrates y Tecnicas.*

Obtido em 01 01 01 2020, de https://www.boletinoficial.gob.ar/detalleAviso/primera/132941/20150918?busqueda =1

Boletm Oficial de la Republica Argentina, N°147213 (18 de setembro de 2015). Resolução 1509/2015, Ministério da Saúde Nacional - Plano Nacional de Sangue. *Aprovação do material de informação para o dador, documento para a autoexclusão pré-doação, questionário pessoal do dador e autoexclusão confidencial pós-doação.* Recuperado em 01 01 01 2020, de https://www.boletinoficial.gob.ar/detalleAviso/primera/132943/20150918?busqueda =1

Diário Oficial do Governo da Cidade Autónoma de Buenos Aires (2010). Decreto N° 087/10. *reglamentacion de la ley de Sangre de CABA* . Obtido em 25 de dezembro de 2019, de https://documentosboletinoficial.buenosaires.gob.ar/publico/20100127.pdf

Diário Oficial do Governo da Cidade Autónoma de Buenos Aires (2010). Lei 3328/10. *Ley de Sangre de CABA.* Recuperado em 25 de dezembro de 2019, de https://documentosboletinoficial.buenosaires.gob.ar/publico/20100127.pdf

Borgareto, M., Buceta, A., Stazzoni, C., & Torres, O. (2015). Principais causas de adiamento do doador de sangue nos últimos 30 meses. *Rev. Arg. de Transf, XLI* (3), 193. Obtido em 25/12/2019, de https://www.aahitc.org.ar/wp- content/uploads/2015/11/RAT032015.pdf

Bouzas MB, Fay F, Canero Velasco MC, Coronel E, Solari J, Vidiella G, Angeleri P, Falistocco C. (n.d.). *Algoritmos para o diagnóstico de hepatite viral Programa Nacional de Hepatites Virais, Ministerio de Salud de la Nacion.* Obtido em 27/12/2019, de http://www.msal.gob.ar/images/stories/bes/graficos/0000000684cnt-2015-   03_algorithmshepatitis-2015.pdf.

Bouzas, M., Garay, M., & Arrigo, D. (novembro de 2013). Sessão: Virologia e diagnóstico. (AAEEH, Ed.) *Consenso Argentino de Hepatite C, livro de resumos*, pp. 63-66.

Cidade de Buenos Aires, Jefatura de Gabinete, Atencion y Gestion Ciudadana, Gestion Comunal, Comunas (n.d.). *Buscador de comunas.* Obtido em 01/09/202020, de https://www.buenosaires.gob.ar/comunas

Busch, M. (2004). Deverá o HBV DNA NAT substituir o HBsAg e/ou o rastreio anti-HBc dos dadores de sangue? *Transfusion Clinique et Biologique, 11*, 26-32 doi:10.1016/j.tracli.2003.12.003. Obtido em 22/12/2019, de http://www.em- consulte.com/en/article/22366

Cabezas Sanchez, C. (2008). Situação e controlo da hepatite B e Delta no Peru. *Ata Med Per, 25*(2). Recuperado em 22/12/2019, de http://www.scielo.org.pe/pdf/amp/v25n2/a10v25n2.pdf

CDC/OPAS. (2011). *Preparação e resposta ao vírus Chikungunya nas Américas ISBN: 978-92-75-31632-0.* (W. D. OPAS, Ed.).

Centros de Controlo e Prevenção de Doenças (1999). Resumo das doenças de declaração obrigatória, Estados Unidos, 1998. *MMWR , 47*(53). Obtido em 25/12/2019, de https://www.cdc.gov/mmwr/preview/index98.html

Centro Nacional de Epidemiologia, Prevenção e Controlo de Doenças (2016). *Boleti'n epidemiologico del Peru Semana Epidemiológica N° 52 25 a 31 de dezembro ISSN versão eletrónica: 2415-0762.* Obtido em 19/12/2019, de https://www.dge.gob.pe/portal/docs/vigilancia/boletines/2016/52.pdf

Cetiner, S., Duranb, A., Kibarb, F., & Yaman, A. (2017). Comparação de desempenho do teste de antigénio do núcleo do VHC de nova geração versus teste de RNA do VHC na gestão da infeção pelo vírus da hepatite C Transfusão e Aférese. *Science, 56*, 362-366. Obtido em 22/12/2019, de https://www.sciencedirect.com/science/article/pii/S1473050217300290?via%3Dihub

Coluccl, M., Berini, C., Canepa, C., Ruggieri, M., Halperin, N., Rojas, F., . . . Biglione, M. (2016). Leucemia crónica de células T do adulto: transmissão parentérica do vírus linfotrópico T humano tipo 1 à nascença? *Hematologi'a, 20*(3), 344 - 348. Obtido em 25/12/2019, de http://www.sah.org.ar/revista/numeros/14%20vol%2020%20N3- 2016.pdf.

Cooper, S., Schim van der Loeff, M., & Taylor, G. (2009). A neurologia da infeção pelo HTLV-1. *Practical Neurology, 9*, 16-26. Recuperado em 25/12/2019, de http://dx.doi.org/10.1136/jnnp.2008.167155

Coppola, N. (2001). Nuove frontiere diagnostiche in corso di Brucellosi. *Le Infezioni in Medicina, 3*, 130-136. Obtido em 25/12/2019, de http://www.infezmed.it/media/journal/Vol_9_3_2001_1.pdf

Cruz Bermudez, H., & Moreno Collazos, J. (2015). Soroprevalência da triagem de Chagas e fatores associados à coinfecção em um banco de sangue colombiano durante 2006-2011. *Rev. Med. Risaralda, 21* (1), 26-30. Recuperado em 28/12/2019, de https://revistas.utp.edu.co/index.php/revistamedica/article/view/9302/6591

Cruz Bermudez, H., Moreno Collazos, J., Restrepo Sierra, M., & Angarita Fonseca, A. (2014). Soroprevalência de triagem para o vírus linfotrópico de células T (HTLV) e fatores associados à coinfecção em doadores de sangue voluntários na Colômbia. *Salud Uninorte. Barranquilla (Col.), 30*(2), 95-103. Recuperado em 25/12/2019, de https://www.redalyc.org/pdf/817/81732428002.pdf

Cruz, JR. (2012). Normas de trabalho para os serviços de sangue Terceira edição. Washington, D.C. (OPAS/OMS, Ed.) ISBN: 978-92-75-31643-6. Recuperado em 31/12/2019, de https://www.paho.org/hq/dmdocuments/2012/HSS-BloodServiceStandards2012.pdf

Cura EN, de Titto EH, Segura EL (1992). Controlo de qualidade do imunodiagnóstico da doença de Chagas, Manual de procedimentos. Em I. N. Chaben, *parte 1.3 Métodos sorológicos* (pp. 9-13). Ministério da Saúde e Ação Social da República da Argentina e OPAS, Programa de Doenças

Transmissíveis.

Cybel, Y. (2018). *Senegaleses em Buenos Aires Do Senegal à Argentina. O grito do sul*. Recuperado em 25 de dezembro de 2019, de http://elgritodelsur.com.ar/2018/06/senegaleses- manteros-represion.html

Departamento da Área Programática (n.d.). *Ministério da Saúde, GCABA*. Recuperado em 11 01 01 2020, de https://www.buenosaires.gob.ar/hospitalargerich/departamento-de- area-programatica

Departamento de Sistemas e Serviços de Saúde. (2016). *Recomendações preliminares para os serviços de sangue face à epidemia do vírus Zika: o seu potencial impacto na propagação da infeção e na disponibilidade e segurança do sangue e dos componentes sanguíneos. OMS/OPAS, Washington, D.C.* (OPAS, Ed.) Obtido em 31/12/2019, de https://www.paho.org/hq/dmdocuments/2016/ZIKV-sangre-feb-16.pdf

Dibarboraa, M., Cappuccioa, J., Aznard, M., Bessonee, F., Piscitelli, H., & Pereda, A. y. (2017). Deteção sorológica de Brucella suis, vírus influenza e vírus da doença de Aujeszky em fazendas familiares de suínos com menos de 100 matrizes na Argentina. *Rev. Argent Microbiol, 49*(2), 158---165. Recuperado em 28/12/2019, de https://doi.org/10.1016/j.ram.2016.09.010

Direccion de Estad^stica e Informacion de Salud, Ministerio de Salud y Desarrollo Social (n.d.). *Indicadores básicos, Argentina*. Recuperado em 29/12/2019, de http://www.deis.msal.gov.ar/index.php/indicadores-basicos/

Direção de Sangue e Hemoderivados (s.f.). *Sacretaria de Gobierno, Ministerio de Salud y Desarrollo Social, Argentina*. Recuperado em 11 01 01 2020, de http://www.salud.gob.ar/disahe/index.php?option=com_content&view=article&id=31 0&Itemid=59

Direção de Sida, ETS, Hepatite e TBC, Secretaria de Gobierno de Salud, Ministério da Saúde e do Desenvolvimento Social. Argentina (2018). *Boletim sobre o VIH, a SIDA e as IST na Argentina*. Obtido em 25/12/2019, de http://www.msal.gob.ar/images/stories/bes/graficos/0000001385cnt-2018-12-20_boletin-epidemiologico-vih-sida-its_n35.pdf.

Direção Geral de Estatística e Censos GCABA. (n.d.). *Baixas hospitalares do Governo da Cidade de Buenos Aires e distribuição percentual por residência habitual. Cidade de Buenos Aires. Anos 1994/2018* . Recuperado em 25/12/2019, de https://www.estadisticaciudad.gob.ar/eyc/?p=28906

Direção Geral de Estatística e Censos, GCBA. (2010). *Domicílios e população recenseada em domicílios particulares e domicílios e população com Necessidades Básicas Insatisfeitas (NBI) por comuna. Cidade de Buenos Aires.* Recuperado em 29/12/2019, de INDEC. Censo Nacional de Poblacion, Hogares y Viviendas 2010 : https://www.estadisticaciudad.gob.ar/eyc/?p=24187

Direccion General de Estad^stica y Censos, Gobierno de la Ciudad de Buenos Aires (2016). *Áreas programáticas de saúde. Cidade de Buenos Aires.* Recuperado em 13/01/2020, de https://www.estadisticaciudad.gob.ar/eyc/?p=57915

Direccion General de Vigilancia de la Salud, Ministerio de Salud Publica y Bienestar Social Paraguay (2018). *Boletin Epidemiologico SE 1 A LA SE 4 Nro. 4.* Obtido em 14/12/2019, de http://vigisalud.gov.py/files/boletines/SE4_2018_Boletin.pdf

Direção Provincial de Estatística, Ministério da Economia, Pcia. As. (n.d.). *El metodo de las Necesidades Basicas Insatisfechas (NBI).* Recuperado em 12/29, 2019, de http://www.estadistica.ec.gba.gov.ar/dpe/index.php/sociedad/condiciones-de- vida/necesidades-basicas-insatisfechas/177-metodologia-necesidades-basicas- insatisfechas/230-metodologia-necesidades-basicas-insatisfechas.

Doação Voluntária de Sangue (n.d.). *Rede de Medicina Transfusional, Programas e Redes de Saúde, Ministério da Saúde, GCABA.* Obtido em 11 de janeiro de 2020, de https://www.buenosaires.gob.ar/salud/programasdesalud/donacion-voluntaria-de- sangre/red-de-medicina-transfusional.

Dure I, Cuba C, Hidalgo SE. (n.d.). *Curso sobre doenças transmitidas por vetores para agentes comunitários de meio ambiente e saúde. Módulo V: Doença de Chagas. Ministério da Saúde da Argentina.* Recuperado em 28/12/2019, de http://www.msal.gob.ar/images/stories/bes/graficos/0000000172cnt-08-2-3-3-I- modulo-Chagas.pdf

Echenique A, Giovacchini C, Mariscal E, Carrizo Olalla J, Medici JM, Tapia J, Baldiviezo L, Buyayisqui MP, Ferro N, Stefanic N, Varela T. (2017). *Boletin Integrado de Vigilancia I N° 345- SE 04 Secretaria de Promoción y programas sanitarios MSAL Argentina ISSN 2422-698X.* Recuperado em 28/12/2019, de https://www.argentina.gob.ar/sites/default/files/boletin_integrado_de_vigilancia_n34 5-se4.pdf

El cronista (n.d.). *Mapa do GBA.* Recuperado em 28 de dezembro de 2019, de https://www.cronista.com/__export/1505785948607/sites/diarioelcronista/img/2017 /09/18/distritos_crop1505785948404.jpg_258117318.jpg

Estabelecimentos - Hospitais e Centros de Saúde. (n.d.). *Ministério da Saúde, GCABA.* Recuperado em 11 Jan. 01, 2020, de https://www.buenosaires.gob.ar/salud/establecimientos

Faddy, H. M., Fryk, J. J., Watterson, D., Young, P. R., Modhiran, N., Muller, D. A., . . . Marks, D. C. (2016). Riboflavina e luz ultravioleta: impacto na infectividade do vírus da dengue. *Vox Sanguinis, 111*, 235-241 DOI: 10.1111/vox.12414.

Fainboim H, Marciano S, Di Benedetto N, Gadano A. (2013). Consenso argentino sobre a hepatite B AAEEH. *Ata Gastroenterol Latinoam, 43*, 59-74. Recuperado em 25 de dezembro de 2019, de https://www.redalyc.org/pdf/1993/199326065013.pdf

Fakile, Y., Jost, H., Hoover, K., Gustafson, K., Novak-Weekley, S., Schapiro, J., . . . Park, I. (2018). Correlação dos valores de intensidade do sinal do imunoensaio treponémico com a reatividade do teste treponémico confirmatório. *J Clin Microbiol 56:e 2018 01165- 17 DOI: 10.1128/JCM.01165-17.*

Fay, O., Gonzalez, J., & Rey, J. (2005). Hemoderivados e a população em geral. *Ata Gastroenterol Latinoam;, 35*(Suppl N°1), 11-12. Recuperado em 25/12/2019, de http://www.redalyc.org/articulo.oa?id=199323385002

Fujiyoshi, T., Li, H.-C., Lou, H., Yashiki, S., Karino, S., Zaninovic, V., . . . e Tajima, K. (2004). Distribuição Característica de Portadores de HTLV Tipo I e HTLV Tipo II entre Grupos Étnicos Nativos na América do Sul. *Investigação sobre SIDA e Retrovírus Humanos, 15*(14). Recuperado em 25/12/2019, de https://doi.org/10.1089/088922299310124

Garda, M. D., Mulazzi, R., Quiroga, V., Lorenzini, A., Rey, J. A., & Vellicce, A. F. (2018). Diferimento de doadores em um banco de sangue na cidade de Buenos Aires. *Rev. Arg de Transf Vol. XLIV / N° 3-4, XLIV*(3-4), 235 / 242. Obtido em 25/12/2019, de https://www.aahitc.org.ar/wp-content/uploads/2018/11/Revista-Argentina-de- Transfusi%C3%B3n-3-4-2018.pdf.

Gastaldello, R., Hall, W., & Gallego, S. (1 de março de 2004). Soroepidemiologia do HTLV-I/II na Argentina: uma visão geral. *J Acquir Immune Defic Syndr., 35*(3), 301-8. Recuperado em 25/12/2019, de https://insights.ovid.com/crossref?an=00126334-200403010-00012

GCABA. (n.d.). *Cidade de Buenos Aires.* Recuperado em 11 de janeiro de 2020, de https://www.estadisticaciudad.gob.ar/eyc/

GCBA, D. G. (2010). *Domicílios e população recenseada em domicílios particulares e domicílios e população com Necessidades Básicas Insatisfeitas (NBI) por comuna. Cidade de Buenos Aires.* Recuperado em 29/12/2019, de Direccion Gsobre la base de datos de INDEC. Censo Nacional de Poblacion, Hogares y Viviendas 2010: https://www.estadisticaciudad.gob.ar/eyc/?p=24187

Gendler, S. (2005). Rastreio de anticorpos anti-HCV: resultados de 12 anos de experiência. Primeira parte: i. As melhorias na qualidade dos reagentes são suficientes? *Revista Argentina de Transfusion vol XXXI N*4*, 181-186.

Gendler, S. (2013). Prevalência de Brucelose em Doadores de Sangue em um hospital público da CABA. *Rev. Arg. de Infectol. Dr. F. J. Muniz, 16* (suppl1), 29.

Gendler, S. A., & Trinca, A. (2015). Avaliação da sensibilidade e especificidade de reagentes para a determinação de anticorpos para doença de Chagas em Bancos de Sangue. *Rev. de Bioq. e Patol. Clin.*, *79*(No. 2 May-Aug.), 30-38. Recuperado em 25/12/2019, de http://www.aba-online.org.ar/ejemplares-revista-bypc-2015/revista-n-79-2-mayo- agosto.

Gendler, S., & Estevez, D. (2017). Avaliação do custo-benefício da triagem de CMV em um BSI de um hospital público da CABA. *Rev. Arg. de Transf.*, *XLIII*(3), 191-192. Recuperado em 25/12/2019, de https://www.aahitc.org.ar/wp- content/uploads/2017/10/Revista-Argentina-de-Transfusi%C3%B3n-3-2017-.pdf.

Gendler, S., & Pascuccio, M. (2007). Rastreio de rotina do VIH entre dadores de sangue em Buenos Aires (Argentina): resultados de seis anos de experiência e relatório de um período de janela única de doação. *Rev. de Enf. Infec. y Mbiol. Clin 25(2):82-90; DOI: 10.1157/1309856.*

Gendler, S., & Trinca, A. (2013). Influência da doação voluntária nos descartes por sorologia^a: evolução em um hospital público do GCABA. *Rev. Arg. de Transf, XXXiX* (3), 122. Recuperado em 25/12/2019, de https://www.aahitc.org.ar/rat/RAT032013.pdf

Gendler, S., Milano, V., Camino, S., del Turco, V., Zanetti, V., Alvarez, A., ... Lena, N. (2011). Sororeatividades em bancos de sangue de hospitais públicos da cidade de Buenos Aires. *Revista argentina de transfusion,*, *37*(3), 196. Recuperado em 25-12-2019, de https://www.aahitc.org.ar/rat/RAT032011.pdf

Gendler, S., Trinca, A., Estevez, D., & Baston, M. (2014). HBV; HCV e HIV em banco de sangue: impacto do perfil epidemiológico do doador de sangue e da introdução da tecnologia de ácidos nucleicos na segurança dos hemocomponentes. *Rev. Sci. HGAJAF, 17* (2), 2-7.

Governo da Cidade Autónoma de Buenos Aires (n.d.). *Buenos Aires, cidade.* Recuperado em 01/11/2020, de https://www.buenosaires.gob.ar/

Gomes, R., Ferreira do Nascimento, E., & Carvalho de Araujo, F. (2007). Por que os homens buscam menos os serviços de saúde do que as mulheres? As explicações de homens com baixa escolaridade e homens com ensino superior. *Cad. Saude Publica, Rio de Janeiro, 23*(3), 565-574. Recuperado em 25 dezembro, 2019, de http://www.scielo.br/scielo.php?script=sci_abstract&pid=S0102-311X2007000300015&lng=en&nrm=iso&tlng=pt

Gonzalez, E., Birnenbaum, S., Suarez, A., & Caggiano, S. (2017). Análise das causas de adiamento em doadores voluntários de sangue. *Rev. Arg. de Transf Vol. XLIII / N° 3, XLIII* (3), 208. Recuperado em 25/12/2019, de https://www.aahitc.org.ar/novedades/revista-argentina-de-transfusion-n3-ano-2017/

Gonzalez, J., Rey, J., & Marozzi, F. (novembro de 2013). Sessão: Epidemiologia e profilaxia. Conferência: Prevalência na população em geral e em doadores de sangue. (AAEEH, Ed.) *Consenso Argentino sobre Hepatite C. Livro de resumos*, páginas 38-42.

Gonzalez, JE; Fainboim, H, Frider, B; Ramonet, M; Tanno, H; Canero Velasco, MC; Rey, J; Terg, R; Lestrem, MD; A, Chiera; Munoz, A; Daruich, J; Ciocca, M; Trigo, P. (2016). *Epidemiologia Informe N°16 Servicio Hepatitis y Gastroenteritis, Departamento Virologia, Laboratorio Nacional e Referencia, Instituto Nacional de Enfermedades Infecciosas (INEI), Administración Nacional de Laboratorios e Institutos de Salud (ANLIS),* "Dr. . Obtido em 25/12/2019, de http://www.hepatitisviral.com.ar/wp-content/uploads/2017/10/informe-16.pdf

Gonzalez, V., Fernandez, G., Dopico, E., Margall, N., Esperalba, J., Munoz, C., . . . Matas, L. (2015). Avaliação do imunoensaio de quimioluminescência Vitros Syphilis TPA como método de primeira linha para o rastreio da sífilis inversa. *J Clin Microbiol*, 53:1361-1364. doi:10.1128/JCM.00078-15.

Gotuzzo Herencia, E., Gonzalez Lagos, E., Verdonck Bosteels, K., Mayer Arispe, E., Ita Nagy, F., & Clark Leza, D. (2010). Vinte anos de pesquisa sobre HTLV-1 e suas complicações médicas no Peru: Visão geral. *Ata Med Per, 27*(3), 196203. Recuperado em 28/12/2019, de https://www.researchgate.net/publication/262756599_Veinte_anos_de_investigacion _on_HTLV-1_and_its_medical_complications_in_Peru_Peru_General_Overviews.

Gregoire, Y., Germain, M., & Delage, G. (4 de maio de 2018). Fatores associados a um segundo adiamento entre doadores elegíveis para reentrada após um teste de triagem falso-positivo para sífilis, HCV, HBV e HIV. *Vox sang , Vol113,* , 339-344. Recuperado em 29 de dezembro de 2019, de https://onlinelibrary.wiley.com/doi/10.1111/vox.12644

Hofstraat, S. H., Falla, A. M., Duffel, I. E., Amato-Gauci, A. J., Veldhuijzen, I. K., & Tavoschi, L. (2017). Prevalência atual da infeção crônica pelos vírus da hepatite B e C na população em geral, doadores de sangue e mulheres grávidas na UE / EEE: uma revisão sistemática. *Epidemiol. Infect., 145*, 2873-2885 doi:10.1017/S0950268817001947. Obtido em 29/12/2019, de https://www.ncbi.nlm.nih.gov/pmc/articles/PMC5647665/pdf/S0950268817001947a. pdf.

INDEC, Republica Argentina (n.d.). *Instituto Nacional de Estatística e Censos.* Recuperado em 11 de janeiro de 2020, de https://www.indec.gob.ar/indec/web/Institucional-Indec- BasesDeDatos-6

Instituto Nacional de Estatística e Censos (2010). *Recenseamento Nacional da População, Agregados Familiares e Alojamentos Familiares.* Recuperado em 29/12/2019, de https://www.indec.gob.ar/indec/web/Nivel4-Tema-2-41-135

Irfan, S., Uddin, J., Abbas Zaheer, H., Sultan, S., & Baig, A. (2013). Tendências em infecções transmitidas por transfusão entre doadores de sangue de reposição em Karachi, Paquistão Turk. *J Hematol, 30,* 163-167 DOI: 10.4274/Tjh.2012.0132. Recuperado em 29/12/2019, de https://www.ncbi.nlm.nih.gov/pmc/articles/PMC3878468/pdf/TJH-30-163.pdf

Kamb, M; Schwartz Benzaken, A; Karem, K; Matheu, J; Perez (2015). *Orientação para o diagnóstico da sífilis na América Latina e nas Caraíbas: como melhorar a adoção, a interpretação e a qualidade do diagnóstico em diferentes contextos clínicos.* Departamento de Doenças Transmissíveis e Análise de Saúde, OPAS/OMS, Washington, DC. Obtido em 30/12/2019, de http://iris.paho.org/xmlui/bitstream/handle/123456789/7707/9789275318607_esp.p df?sequence=1&isAllowed=y

Karimi, G., Zadsar, M., & Akbar Pourfathollah, A. (2017). Seroprevalência e distribuição geográfica do vírus linfotrópico T humano tipo 1 entre dadores de sangue voluntários em áreas endémicas do Irão. *Jornal de Virologia,* 14:14 DOI 10.1186/s12985-017-0693-9. Obtido em 29/12/2019, de https://virologyj.biomedcentral.com/articles/10.1186/s12985-017-0693-9

Khan, H., Hill, A., Main, J., Brown, A., & Cooke, G. (2017). O teste de antígeno do vírus da hepatite C pode substituir a análise de reação em cadeia polimérica do ácido ribonucleico para detetar o vírus da hepatite C? *Open Forum Infect Dis., primavera; 4(2): ofw252. doi: 10.1093/ofid/ofw252.* Recuperado em 29/12/2019, de https://www.ncbi.nlm.nih.gov/pmc/articles/PMC5445222/pdf/ofw252.pdf

Kim, A., Lee, Y., Kim, K., Chu, Y., Baik, b., Kim, E., ... Pi, S. (2006). Transfusion-related Cytomegalovirus Infection Among Very Low Birth Weight Infants in an Endemic Area (Infeção por citomegalovírus relacionada com a transfusão em bebés de muito baixo peso à nascença numa zona endémica). *J Korean Med Sci, 21*, 5-10 ISSN 1011-8934. Recuperado em 29 de dezembro de 2019, de https://synapse.koreamed.org/Synapse/Data/PDFData/0063JKMS/jkms-21-5.pdf

Klipphan, A. (2019). *Tráfico de seres humanos na Argentina: a rota dos vendedores de óculos senegaleses transformados em escravos.* Recuperado em 12/29, 2019, de https://www.infobae.com/sociedad/policiales/2019/03/31/trafico-humano-en- argentina-la-ruta-de-los-senegaleses-vendedores-de-anteojos-convertidos-en-esclaos/

Kozel, A; Martmez, LE; Taraborrell, i D; Carvalho, N. (2017). El sistema agroalimentario del Area Metropolitana de Buenos Aires al 2030/2050. (INTA, Ed.) *coleccion investigacion, desarrollo e innovacion, 1° ed,* pag 11 ISBN 978-987-521-869-7. Recuperado em 29/12/219, de

https://www.academia.edu/37183586/El_sistema_agroalimentario_del_%C3%81rea_
Metropolitana_de_Buenos_Aires._Exploratorio_exercicio_exploratorio_de_prospectiva_territorial.

Laplagne, A., Picon, M., Mohammad, S., Moreno, M., Varga, B., Pacheco, S., & Garramuno, M. (2015). Valoracion del impacto de la promocion en las postas de donantes IPHEM 2007 al 2015. *Rev. Arg. de Transf., XLI*(3), 196. Recuperado em 29 12, 2019, de https://www.aahitc.org.ar/wp-content/uploads/2015/11/RAT032015.pdf

Lavanchy, D. (Fev. 2011). Evolução da epidemiologia do vírus da hepatite C. *Microbiologia Clínica e Infeção, 17*(2). Recuperado em 17 de janeiro de 2020, de https://www.clinicalmicrobiologyandinfection.com/article/S1198-743X(14)61648- 7/pdf

Legislatura da Província de Buenos Aires (1 de junho de 2006). LEI N° 13.473. *Delimitação do Conurbano Bonaerense.* Recuperado em 29/12/2019, de https://normas.gba.gob.ar/documentos/VrAGAiGB.pdf

Leon, P., Venegas, E., Bengoechea, L., Rojas, E., Lopez, J., Elola, C., & Echevarria, J. (1999). Prevalência de infecções pelos vírus das hepatites B, C, D e E na Bolívia. *Rev. Panam Salud Publica/Pan Am J Public Health, 5*(3). Recuperado em 29/12/2019, de https://www.scielosp.org/pdf/rpsp/1999.v5n3/144-151/es

Lia, J., Caoa, Y., Hinmanb, S., McKeatingc, K., Guana, Y., Hua, X., & Cheng, Q. Y. (15 de fevereiro de 2018). Imunossensor quimioluminescente eficiente sem rótulo baseado em nanobastões de óxido cúprico de dupla função como mímicos de peroxidase. *Biossensores e Bioeletrônica, Volume 100*, 304-311. Recuperado em 29 de dezembro de 2019, de https://www.sciencedirect.com/science/article/pii/S0956566317306188?via%3Dihub

Liumbruno, G., & Franchin, M. (janeiro de 2015). Plasma solvente/detergente: características farmacêuticas e experiência clínica. *Jornal de Trombose e Trombólise, 39*(1), 118-12. Recuperado em 29 de dezembro de 2019, de https://link.springer.com/article/10.1007%2Fs11239-014-1086-1#citeas

Lucero, NE, (1994). *Técnicas para o diagnóstico da Brucelose.* Inst. Nac. de microbiolog^a Carlos G Malbran.

Lucero, NE; Escobar, GI; Ayala, SM; Hasan, DB (2008). Manual de Procedimentos: Técnicas para o Diagnóstico da Brucelose Humana. Serviço de Brucelose, Instituto Nacional de Doenças Infecciosas, A.N.L.I.S. "Dr. Carlos G. Malbran" - Centro de Referência Regional da OMS para a América do Sul. Recuperado em 09 01/09/2020, de file:///D:/Users/Silvina/Scritorio/BIBLIOG%20TESIS/bibliog/ManualProcedimientos
Brucelosis_2008.pdf

Lya, T., Lapercheb, S., Brennanc, C., Vallaric, A., Ebela, A., Huntc, J., ... Devarec, S. (15 de dezembro de 2004). Avaliação da sensibilidade e especificidade de seis ensaios combinados de antigénio e anticorpos p24 do VIH. *Journal of Virological Methods, 122*, 185-194 doi:10.1016/j.jviromet.2004.08.018. Recuperado em 29 de dezembro de 2019, de https://www.sciencedirect.com/science/article/abs/pii/S0166093404002599?via%3Di hub

Marquez Roa, N., Lemir de Zelada, M., & Molas, A. (dezembro de 2013). Frequência sorológica da infeção por Trypanosoma cruzi em doadores. *Mem. Inst. Investig. Sci. Saúde, 9*(2), 26-31. Recuperado em 29/12/2019, de https://revistascientificas.una.py/index.php/RIIC/article/view/96/40

Martin, M., Carrizo, L., Moyano, R., & Verde, E. (2017). Unidades de sangue externas como estratégia para obter doadores voluntários. Nossa experiência entre 2012 e 2016. *Rev. Arg. de Transf, XLIII*(3), 203-204. Recuperado em 29/12/2019, de http://www.aahi.org.ar/wp-content/uploads/2017/10/Revista-Argentina-de- Transfusi%C3%B3n-3-2017-.pdf.

Mazeron, M. (junho de 2000). Leucodepleção e infeção por citomegalovírus. *Transfusion Clinique et Biologique, 7* (Suplemento 1), 31s-35s. Obtido em https://doi.org/10.1016/S1246-7820(00)80013-0

Mendez-Lozano, M., Rodriguez-Reyes, E., & Sanchez-Zamorano, L. (novembro-dezembro de 2015).

Brucelose, uma zoonose presente na população: um estudo de série temporal no México. *Saludpublica de Mexico, 57*(6), 519-527. Recuperado em 29 de dezembro de 2019, de http://www.scielo.org.mx/pdf/spm/v57n6/v57n6a10.pdf

Mercado de Liniers SA (n.d.). Recuperado em 18 Jan. 01, 2020, de http://www.mercadodeliniers.com.ar/indexnuevo.htm

Meza, G. (2016). Soroprevalência da doença de Chagas em gestantes no departamento de Cordillera antes e após a implementação do controle pré-natal de Chagas nos períodos de 1997 e 2011. *Mem. Inst. Investig. Sci. Saúde, 14*(3), 73-80 Doi: 10.18004/Mem.iics/1812-9528/2016.014(03)73-080.

Ministério da Saúde da Argentina (n.d.). *Boletim epidemiológico.* Recuperado em 23 de dezembro de 2019, de https://www.argentina.gob.ar/salud/epidemiologia/boletines2017

Ministério Nacional da Saúde (agosto de 2012). *Gulas para la atención al paciente infetado con Trypanosoma cruzi (Enfermedad de Chagas) 2° edicion Resolucion Ministerial 1337/14.* Recuperado em 29 de dezembro de 2019, de http://www.msal.gob.ar/images/stories/bes/graficos/0000000622cnt-03-guia-para-la- atencion-al-paciente-con-chagas.pd

Ministério da Saúde e dos Desportos. La Paz, Bolívia (n.d.). *Anuario estadistico en salud2009 23ª ed.* ISBN : 978-99954-50-25-0. Recuperado em 22/12/2019, de http://saludpublica.bvsp.org.bo/cc/BOX.79/documentos/nest15.pdf

Ministério da Saúde, Argentina (n.d.). *Direção de Estatísticas e Informação em Saúde.* Recuperado em 14 Jan. 01, 2020, de http://www.deis.msal.gov.ar/index.php/indicadores-basicos/

Monge-Maillo, B., Jimenez, C., Perez-Molina, J., Norman, F., Navarro, M., Perez-Ayala, A., ... Lopez-Velez, R. (Nov. 2009). Doenças Infecciosas Importadas em Populações Móveis, Espanha. *Doenças Infecciosas Emergentes - www.cdc.gov/eid - Vol. 15, No. 11, Nov 2009 DOI: 10.3201/eid1511.090718, 15*(11), DOI: 10.3201/eid1511.090718. Recuperado em 29/12/2019, de https://wwwnc.cdc.gov/eid/article/15/11/pdfs/09-0718.pdf

Moore, B. (abril de 1953). Complicações da transfusão de sangue. *Caad. M. A. J, 68*, 332-337. Recuperado em 29 de dezembro de 2019, de https://www.ncbi.nlm.nih.gov/pmc/articles/PMC1822765/pdf/canmedaj00679- 0015.pdf

Moral, M; Laplume, H; Sardi, F; Jacob, NR; Garro, S; Lucero, N; Reynes, E; Lopez, G; Samartino, L; Amiotti, P; Hart, J, Bagnat, E; Arejula, C; Antman, J; Giovachini, C; Casas, N. (novembro de 2013). *Doenças infecciosas: brucelose. Direccion de Epidemiologia, Ministerio de Salud de la Nacion ISSN 1852-1819.* Recuperado em 30 de dezembro de 2019, de http://www.msal.gob.ar/images/stories/bes/graficos/0000000304cnt- guia-medica-brucelosis.pdf

Morales, J. (15 Nov 1996). Aspectos clínicos da doença de Chagas. *Bol. Acad. Nac. de Medic. Suplemento em homenagem ao Dr. Salvador Maza*, 69-87 ISBN 0374-647x.

Morgan Freiman, J., Tran, T., Schumacher, S., White, L., Ongarello, S., Cohn, J., ... Denkinger, C. (06 de setembro de 2016). Teste de antígeno central do HCV para diagnóstico de infeção por HCV: uma revisão sistemática e meta-análise. *Ann Intern Med., 165*(5), 345-355. doi:10.7326/M16-0065. Obtido em 30/12/2019, de https://www.ncbi.nlm.nih.gov/pmc/articles/PMC5345254/pdf/nihms852426.pdf

Mori, A., Ojima-Kato, T., Fuchi, S., Kaiya, S., Kojima, T., & Nakano, H. (2017). Desenvolvimento de um sistema de imunoensaio rápido: deteção luminescente de anticorpo-luciferase associada ao antígeno na presença de um corante que absorve a luz da anticorpo-luciferase livre. *Journal of Bioscience and Bioengineering , 124*(6), 694-699. Obtido em 30/12/2019, de http://dx.doi.org/10.1016/j.jbiosc.2017.06.016

Musso, D., Richard, V., Broult, J., & Cao-Lormeau, V. (Nov 2014). Inativação do vírus da dengue no plasma com amotosalen e iluminação ultravioleta A. *Transfusão, 54*(11), 2924-2930 DOI: 10.1111/trf.12713. Recuperado em 30/12/2019, de http://onlinelibrary.wiley.com/doi/10.1111/trf.12713/abstract

Nascimento, M., Mayaud, P., Cerdeira, S. E., Torres, K., & Francesch, S. J. (2008). Prevalência de marcadores sorológicos de hepatite B e C entre doadores de sangue pela primeira vez no Brasil: um inquérito sorológico multicêntrico. *journal of Medical Virology, 80*, 53-57. Recuperado em 30/12/2019, de https://onlinelibrary.wiley.com/doi/epdf/10.1002/jmv.21046

Navarro, D., Panchuck, P., Villalba Salinas, V., Salazar, M., Merino, D., & Balbachan, S. (2008). Co-infeção de Hepatite B, C e HIV em um Banco de Sangue em Corrientes,

Argentina. *Rev. Cubana Med Trop, 60*(2), 181-3. Recuperado em 30/12/2019, de http://scielo.sld.cu/pdf/mtr/v60n2/mtr12208.pdf

Oliveira Cavalcanti Soares, C., Almeida Teles, J. A., dos Santos, A. F., Silva, S. O., Rocha Andrade Cruz, M., & da Silva-Junior, F. (Set.-Out. 2015). Prevalência de Brucella spp em humanos. *Rev. Latino-Am. Enfermagem, 23*(5), 919-26 DOI: 10.1590/01041169.0350.2632. Recuperado em 30/12/2019, de http://www.scielo.br/pdf/rlae/v23n5/es_0104-1169-rlae-23-05-00919.pdf

OMS. (8 de dezembro de 2015). Projeto de Estratégia Mundial do Sector da Saúde para as Infecções Sexualmente Transmissíveis para 2016-2021. *Projeto.* Obtido em 31/12/2019, de https://www.who.int/reproductivehealth/GHSS_STI_SP_06012016.pdf

OMS/OPAS. (1 de outubro de 2014). *Resolução CD53.R6 plano de ação para o acesso universal ao sangue seguro 66ª sessão do comitê regional da OMS para as américas Washington, DC, EUA, 29 de setembro a 3 de outubro de 2014.* Recuperado em 12 31, 2019, de https://www.paho.org/hq/dmdocuments/2014/CD53-R6-s.pdf

OPAS. (2017). *Suprimento de sangue para transfusão nos países da América Latina e do Caribe 2014 e 2015 Washington, D.C.; ISBN: 978-92-75-31958-1.* Recuperado em 31/12/2019, de http://iris.paho.org/xmlui/bitstream/handle/123456789/34082/9789275319581-spa.pdf?sequence=1&isAllowed=y

OPAS/OMS. (1999). Fortalecimento dos bancos de sangue na Região das Américas. Resolução CD41. *41º Conselho Diretor, 51ª sessão do Comité Regional.* San Juan, Porto Rico. Recuperado em 30/12/2019, de http://iris.paho.org/xmlui/bitstream/handle/123456789/1409/CD41.R15sp.pdf?seque nce=2

OPAS/OMS. (1 de agosto de 2005). Relatório de progresso sobre a iniciativa regional de segurança do sangue e plano de ação para 2006-2010 CD46/16 (Eng.) Washington, D.C. *Conselho do BCE 57. Uma sessão do Comité Regional.* Recuperado em 31/12/2019, de https://www.paho.org/spanish/gov/cd/cd46-16-s.pdf?ua=1

OPAS/OMS. (2009). Definição de caso de infeção pelo VIH da OMS para fins de vigilância e revisão do estadiamento clínico e da classificação imunológica da doença relacionada com o VIH em adultos e crianças". Washington, D.C.: OPAS, 2009. ISBN: 978-9275-33279-5. Recuperado em 30/12/2019, de http://new.paho.org/hq/dmdocuments/2009/DEFINICION_ESTADIFICACION2.pdf

Ortiz, A., Estigarribia, G., Aguila, r. G., Espinosa Miranda, A., Mc Farland, W., Rfos-Gonzalez, C., . . . Rodriguez, A. (2018). Prevalência de s^filis e características comportamentais de jovens ind^genos no Paraguai, 2016. *Mem. Inst. Investig. Sci. Saúde, 16*(3), 5157 Doi: 10.18004/Mem.iics/1812-9528/2018.016(03)51-057. Recuperado 30 de 12 de 2019, de https://revistascientificas.una.py/index.php/RIIC/article/view/1463/1410%2014/12/19

Osatnik, G., & Matsuya, C. (2013). O aumento forçado do recurso "Reposição" gera riscos devido à perda de qualidade do hemodonte médio medido pela prevalência do HIV. *Rev. Arg. de Transf Vol XXXIX Nº3, XXXIX* (3), 117. Obtido em 31/12/2019, de https://www.aahitc.org.ar/rat/RAT032013.pdf

PAHO/ CHA HT/13.01 Organização Mundial de Saúde. (2013). Métodos de prestação de serviços de rastreio e aconselhamento do VIH: um quadro de programa estratégico. Washington, D.C. (OPAS,

Ed.) ISBN 978-92-75-31778-5. Obtido em 31/12/2019, de https://www.paho.org/hq/dmdocuments/2013/vih-metodos- provision-detection-2013.pdf

Patino Bedoya, J., Cortes Marquez, M., & Cardona Arias, J. (2012). Soroprevalência de marcadores de infecções transmissíveis por transfusão em bancos de sangue na Colômbia. *Rev. Saude Publica, 46*(6), 950-9. Recuperado em 31/12/2019, de http://www.scielo.br/pdf/rsp/v46n6/04.pdf

Paz, S., Adrover, R., & Ramadan, A. (novembro de 2013). Sessão: Epidemiologia e Profilaxia. Palestra: i.Quem deve ser rastreado para o HCV? Vantagens e desvantagens da triagem universal. (AAEEH, Ed.) *Consenso Argentino de Hepatite C. Livro de resumos*, páginas 54-56.

PHAO/CHA/CD/Control de enfermedad de Chagas. (2014). *transmissão pelo vetor principal.* Recuperado em 15 01 01 2020, de https://www.paho.org/hq/dmdocuments/2014/Map-int-trans-vetor-chagas.pdf

Piwowar-Manning, E., Fogel, J. R., Wolf, S., Clarke, W., Marzinke, M., Fiamma, A., . . . Eshleman, S. (janeiro de 2015). Desempenho do imunoensaio enzimático Bio-Rad GS HIV Combo Ag/Ab de quarta geração para o diagnóstico da infeção pelo VIH na África Austral. *J Clin Virol., 62*, 75-79. doi:10.1016/j.jcv.2014.11.023. Obtido em 31/12/2019, de https://jhu.pure.elsevier.com/en/publications/performance-of-the-fourth-generation- bio-rad-gs-hiv-combo-agab-en-3.

Plano Nacional de Dadores de Sangue, Ministério da Saúde, (n.d.). *Critérios de seleção de dadores de sangue.* Recuperado em 15 01/01/2020, de http://iah.salud.gob.ar/doc/Documento117.pdf

Posada-Vergara, M., Montanheiro, P., Fukumori, L., Bonasser, F., Duarte, A. d., Penalva De Oliveira, A., & Casseb, J. (julho-agosto 2006). Aspectos clínicos e epidemiológicos da infeção pelo HTLV-II em São Paulo, Brasil: presença de diagnóstico símile de paraparesia espástica tropical/mielopatia associada ao HTLV-II (tsp/ham) em indivíduos co-infectados pelo hiv-1. *Rev. Inst. Med. trop. S. Paulo, 48*(4), 207-210. Recuperado em 31/12/2019, de http://www.scielo.br/pdf/rimtsp/v48n4/a06v48n4.pdf

Quesada Aramburu, J; Cadelli, E. (dezembro de 2012). Hacia una clasificacion de los municipios bonaerenses Documento de Trabajo DPEPE N°04/2012 Direccion Provincial de Estudios y Proyecciones Economicas, Min. de Econom^a, Pcia Bs As. Obtido em 31/12/2019, de https://observatoriosocial.unlam.edu.ar/descargas/6_Haciaunaclasificacindelosmunici piosbonaerenses.pdf

Rabinovich, R., Drakeley, C., Djimde, A., Fenton, H. B., Hay, S., Hemingway, J., ... Alonso, P. (30 de novembro de 2017). malERA: Uma agenda de investigação actualizada para a eliminação e erradicação da malária. *PLoS Med, 14*(11), e1002456 . https://doi.org/10.1371/journal.pmed.1002456. Obtido em 31/12/2019, de https://journals.plos.org/plosmedicine/article?id=10.1371/journal.pmed.1002456

Ramos-Ligonio, A., Ramfrez-Sanchez, M., Gonzalez-Hernandez, J., Rosales-Encina, J., & Lopez-Monteon, A. (janeiro-fevereiro 2006). Prevalência de anticorpos contra Trypanosoma cruzi em dadores de sangue do IMSS, Orizaba, Veracruz, México. *salud publica de Mexico/ vol.48, no.1,,, 48*(1). Recuperado em 02 01 Jan 2020, de https://www.medigraphic.com/pdfs/salpubmex/sal-2006/sal061c.pdf

Raya, SM; Brunet, MM; Laura Norma Gomez, LN; Laperuta, VA; Parisi, NM; Rossini, JP; Brangold, M; Ponce, M; Bruzzone, M; (Aug 2017). *Plano de saúde CABA 2016-2030. Ministério da Saúde, GCBA.* Obtido em 11 de janeiro de 2020, de http://lista10.com.ar/site/wp-content/uploads/2017/11/Plan-del-Ministerio-de-Salud- 2030-digital.pdf

Real Delor, R., Moral, A., & Perez, L. (janeiro - junho de 2016). Prevalência do vírus linfotrópico humano em doadores de sangue no Hospital Nacional, Paraguai. *Rev. Med La Paz, 22*(1), 5-12. Recuperado em 31/12/2019, de http://www.scielo.org.bo/pdf/rmcmlp/v22n1/v22n1_a02.pdf

Recoder, ML; Nadal, M. (2016). *Diagnóstico do VIH Recomendações para o aconselhamento pré e pós-teste Edição 2016. Direção de Sida e ETS, Ministerio de Salud de la Nación. Argentina.* Obtido em 31/12/2019, de http://www.msal.gob.ar/images/stories/bes/graficos/0000000117cnt-2016-12_guia-diagnostico-counseling.pdf

Reesink, H., Panzer, S., McQuilten, Z., Wood, E., Marks, D., Wendel, S., ... Castro, E. (julho de 2010). Inativação de agentes patogénicos em concentrados de plaquetas. *Vox Sanguinis, 99*, 85-95 DOI: 10.1111/j.1423-0410.2010.01319.x.   Recuperado   em   31/12/2019,   de https://onlinelibrary.wiley.com/doi/abs/10.1111/j.1423-0410.2010.01319.x

Riveron Corteguera, R. (Jan-Mar 2002). Doenças emergentes e reemergentes: um desafio para o século XXI. *Rev. Cubana Pediatr v.74 n.1 Ciudad de la Habana Jan-Mar. 2002 ISSN 1561-3119, 74*(1), ISSN   1561-3119.   Obtido   em   31/12/2019,   de   http://scielo.sld.cu/scielo.php?pid=S0034-75312002000100002&script=sci_arttext&tlng=pt%2025/12/17

Rodrigues Coura, J. (maio 2015). Os principais cenários de transmissão da doença de Chagas. Os vetores, as transmissões sanguínea e oral - Uma revisão integrativa. *Mem Inst Oswaldo Cruz, 110*(3), 277-282.   Recuperado   em   31   dezembro,   2019,   de https://www.ncbi.nlm.nih.gov/pmc/articles/PMC4489464/pdf/0074-0276-mioc-110-3- 0277.pdf

Romany F. (2010). Revisão sistemática de estudos epidemiológicos sobre a infeção pelo vírus linfotrópico de células T humanas I/II no Peru. *Rev. Peru. Epidemiol, 14*(3), 9 pp. ISSN-e 1609-7211. Recuperado em 01 01 2020, de https://dialnet.unirioja.es/servlet/articulo?codigo=3990188

Rossi, A., & Godoy, E. (2017). Lealdade de dadores voluntários vs dadores de substituição. *Rev. Arg. de Transf., XLIII*(3), 198-199. Recuperado em 08 janeiro, 2020, de https://www.aahitc.org.ar/wp-content/uploads/2017/10/Revista-Argentina-de- Transfusi%C3%B3n-3-2017-.pdf

Rovira, C., Picagua, E. F., Gimenez, V., Carpinelli, M., & Granado, E. (junho de 2009). Prevalência de marcadores sorológicos de hepatite viral em uma população selecionada. Experiência de um serviço universitário. Anos 2000-2007. *Mem. Inst. Investig. Ci. Saúde,, 7*(1). Recuperado em 01 01 2020, de http://scielo.iics.una.py/pdf/iics/v7n1/v7n1a04.pdf

San Miguel, C., Vera Cabral, E., & Fanego, H. (2010). Soroprevalência de S^filis em gestantes no Alto Paraná-2008. *Rev. Inst. Med. Trop., 5*(1), 7-13. Recuperado em 01 01 2020, de http://scielo.iics.una.py/pdf/imt/v5n1/v5n1a02.pdf

Sanchez Frenes, P., Sanchez Bouza, M. d., & Hernandez Malpica, S. (outubro - dezembro de 2012). Doenças infecciosas e transfusão de sangue. *Rev. Latinoamerican Patol Clin, 59*(4), 186-193. Recuperado em 01 01 2020, de https://www.medigraphic.com/pdfs/patol/pt-2012/pt124c.pdf

Sanodze, L., Bautista, C., Garuchava, N., Chubinidze, S., Tsertsvadze, E., Broladze, M., . . Trapaidze, N. (2015). Expansão da deteção de brucelose no país da Geórgia através do rastreio de membros do agregado familiar de casos e membros da comunidade vizinha. *BMC Public Health, 459*(15), DOI 10.1186/s12889-015-1761-y.   Recuperado   em   01   01   2020,   de https://bmcpublichealth.biomedcentral.com/articles/10.1186/s12889-015- 1761-y

Schmunis, G., & Cruz, J. (Jan 2005). Segurança do fornecimento de sangue na América Latina. *Clinical Microbiology Reviews, 18*, 12-29 DOI: 10.1128/CMR.18.3.582.2005. Recuperado em 01/01/202020, de https://cmr.asm.org/content/18/3/582

Schmunis, G. (1999). Risco de doença de Chagas através de transfusões nas Américas. *MEDICINA (Buenos   Aires),   59*(Suppl.   II),   125-134.   Recuperado   em   01   01   2020,   de https://pdfs.semanticscholar.org/cb6c/8a11c6204edff87157a92c42ebc250db8407.pdf

Scialfa, E., Aguirre, P., & Bolpe, J. (n.d.). Características das explorações familiares periurbanas para a produção de alimentos e sua relação com as zoonoses prevalecentes. Recuperado em 01 01 01 2020, de http://extension.unicen.edu.ar/jem/completas/57.pdf

Secretaria de Promoción y Programas Sanitarios, Ministerio de Salud, Argentina (janeiro de 2013).

Boletin Integrado de Vigilancia N° 156 SE 4. Obtido em 23/12/2019, de https://www.argentina.gob.ar/sites/default/files/boletinintegradodevigilanciaversion_ n156-se4.pdf

Secretaria de Promoção e Programas Sanitários, Ministério da Saúde, Argentina (fevereiro de 2018). *Boletin Integrado de Vigilancia N° 397- SE 05 ISSN 2422-698X.* Recuperado em 23/12/2019, de https://www.argentina.gob.ar/sites/default/files/biv_397_se05- 2.pdf

Secretaria de Promoción y Programas Sanitarios, Ministerio de Salud, Argentina (janeiro de 2012). *Boletin Integrado de Vigilancia N° 106-SE 4.* Obtido em 23/12/2019, de https://www.argentina.gob.ar/sites/default/files/boletinintegradodevigilanciaversion_ n106-se04.pdf

Secretaria de Promocion y Programas Sanitarios, Ministerio de Salud, Argentina (fevereiro de 2014). *Boletin Integrado de Vigilancia N° 203 SE 3 Secretaria de Promocion y programas sanitarios MSAL Argentina.* Recuperado em 23 de dezembro de 2019, de https://www.argentina.gob.ar/sites/default/files/biv-n203-se3.pdf

Serrano Machuca, J., Villarreal Rfos, E., Galicia Rodriguez, L., Vargas, D. E., Marrinez Gonzalez, L., & Mejia Damian, A. (2009). Deteção de anticorpos circulantes em dadores de sangue no México. *Rev. Panam Salud Publica, 26*(4), 355-9. Recuperado em 01 01 2020, de https://www.scielosp.org/pdf/rpsp/2009.v26n4/355-359/es

Sguassero, Y., Cuesta, C., Roberts, K., Hicks, E., Comande, D., Ciapponi, A., & Sosa-Estani, S. (Out 2015). Curso da infeção crônica por Trypanosoma cruzi após o tratamento com base em testes parasitológicos e sorológicos: uma revisão sistemática de estudos de acompanhamento. *PLoS ONE, 10*(10), e0139363. Recuperado em 01 01 2020, de https://journals.plos.org/plosone/article?id=10.1371/journal.pone.0139363

Stienlauf, S., Yahalom, V., Schwartz, E., Shinar, E., Segal, G., & Sidi, Y. (julho de 2009). Epidemiologia da Infeção pelo Vírus Linfotrópico de Células T Humanas Tipo 1 em Dadores de Sangue, Israel. *Doenças Infecciosas Emergentes, 15*(7), DOI: 10.3201/eid1507.080796. Recuperado em 02 01/01/2020, de https://wwwnc.cdc.gov/eid/article/15/7/pdfs/08-0796.pdf

Suarez Larreinaga, C., & Berdasquera Corcho, D. (2000) Doenças emergentes e reemergentes: factores causais e vigilância. *Rev. Cubana Med Gen Integr, 16*(6), 5937. Recuperado em 02 01/01/2020, de http://scielo.sld.cu/pdf/mgi/v16n6/mgi11600.pdf

Takatani, M., Crispim, M., Fraiji, N., Araujo, S. M., & Kiesslich, D. (2017). Características clínicas e laboratoriais de portadores assintomáticos de HTLV-I e pacientes com mielopatia/paraparesia espástica tropical associada ao HTLV-I da Amazônia brasileira. *Rev Inst Med Trop São Paulo,* 59:e5. Recuperado em 02 01/01/2020, de http://www.scielo.br/pdf/rimtsp/v59/1678-9946-rimtsp-59-e5.pdf

Thorstensson, R., Albert, J., & Andersson, S. (Jun 2002). Estratégias para o diagnóstico de HTLV-I e -II. *Transfusion, 42*(6), 780-91. DOI: 10.1046/j.1537-2995.2002.00114.x. Obtido em 04 de janeiro de 2020, de https://onlinelibrary.wiley.com/doi/epdf/10.1046/j.1537-2995.2002.00114.x?tracking_action=preview_click&r3_referer=wol&show_checkout= 1

Tillmann, H. (14 de junho de 2014). Teste de antígeno central do vírus da hepatite C: papel no diagnóstico, monitoramento e tratamento da doença. *World J Gastroenterol 2014 14 de junho; 20(22): 67016706 DOI:10.3748/wjg.v20.i22.6701, 20*(22), 6701-6706 DOI:10.3748/wjg.v20.i22.6701. Recuperado em 03 01 Jan 2020, de https://www.wjgnet.com/1007-9327/full/v20/i22/6701.htm

Truelove, S., & Hogben, L. (1947). Estudo documental da iterícia associada ao tratamento da sífilis e à transfusão de sangue. *Brit. J. Soc. Med., 1,* 18-32. Obtido em 04 de janeiro de 2020, de https://www.ncbi.nlm.nih.gov/pmc/articles/PMC1012498/pdf/brjsocmed00001- 0021.pdf

Tsegay, A., Tuli, G., Kassa, T., & Kebede, N. (2017). Seroprevalência e factores de risco da brucelose em trabalhadores de matadouros no matadouro de exportação Debre Zeit e Modjo, Etiópia Central.

BMC Infectious Diseases, 17:101 DOI 10.1186/s12879-017-2208-0. Obtido em 04 de janeiro de 2020, de https://bmcinfectdis.biomedcentral.com/track/pdf/10.1186/s12879-017-2208-0?site=bmcinfectdis.biomedcentral.com

Varela, T; Fandino, ME; Baldiviezo, L; Ferro, N; Wainziger, T. (2019). *458° Boleti'n Integrado de Vigilancia Semana Epidemiologica 28/2019 Ministerio de Salud y Desarrollo Social de la Nation. Direction National de Epidemiologie et d'Analyse de la Situation de Santé ISSN 2422-698X {on line}.* Recuperado em 05 01/01/2020, de https://www.argentina.gob.ar/sites/default/files/biv_458_se28_semanal2_1.pdf

Vladimirsky, S., Munne, M., Otegui, L., Altabert, N., Soto, S., & Brajterman, L. (2015). Unidades Sentinela para hepatites virais, Gonzalez JE Registro de pacientes com hepatite C nas Unidades Sentinela para hepatites virais na Argentina, 2007 -2014. Distribuição por ano de nascimento. *Ata Gastroenterol Latinoam, 45*(2), 110-116. Recuperado em 05 01/05/2020, de http://www.actagastro.org/numeros-anteriores/2015/Vol-45- N2/Vol45N2-PDF07.pdf

Vladimirsky, S., Munne, M., Otegui, L., Altabert, N., Soto, S., Brajterman, L., ... Gonzalez, J. (2013). Vigilância das hepatites virais na Argentina: Análise das informações obtidas pelas Unidades Sentinela 2007-2010. *Ata Gastroenterol Latinoam, 43*(1), 22-30. Recuperado em 05 01/01/2020, de http://www.actagastro.org/numeros- anteriores/2013/Vol-43-N1/Vol43N1-PDF10.pdf.

Webster, D., Klenerman, P., & Dusheiko, G. (21 de março de 2015). Hepatite C. *The Lancet, 385*(9973), 1124-1135. Recuperado em 05 01 Jan 2020, de https://www.thelancet.com/action/showPdf?pii=S0140-6736%2814%2962401-6

Welch, N., Easton, C., Scoble, J., Williams, C., Pigram, P., & Muir, B. (2016). Um método de aprimoramento ELISA sanduíche quimioluminescente usando um complexo de coordenação de cromo (III). *Jornal de Métodos Imunológicos, 438*, 59-66. Recuperado em 05 01, 2020, de https://www.sciencedirect.com/science/article/abs/pii/S0022175916301995?via%3Di hub

OMS (2017). Relatório global sobre hepatite 2017. Genebra: Organização Mundial da Saúde. ISBN 978-924-156545-5 . Obtido em 05 01 Jan 2020, de https://apps.who.int/iris/bitstream/handle/10665/255016/9789241565455- eng.pdf?sequence=1

OMS (n.d.). *Estimativas globais e nacionais da cobertura de imunização e da infeção crónica pelo VHB.* Retrieved 15 Jan. 01, 2020, from http://whohbsagdashboard.com/#global- strategies.

WHO/HSE/PED/HIP/GHP. (2012). *Prevenção e controlo das hepatites virais: Quadro de ação global Organização Mundial de Saúde 2012.* Recuperado em 05 Jan. 01, 2020, de https://apps.who.int/iris/bitstream/handle/10665/130014/WHO_HSE_PED_HIP_GHP_ 2012.1_spa.pdf;jsessionid=8D8F80FFE3CCE0C3FEE0AE385BCE64CE?sequence=1

Wick, M., Moore, S., & Taswell, H. (Mar-Abr 1895). Hepatite não A, não B associada à transfusão de sangue. *Transfusion , 25*(2), 93-101. Recuperado em 05 01/05/2020, de https://onlinelibrary.wiley.com/doi/pdf/10.1046/j.1537-2995.1985.25285169225.x

Wood, E. (1 de janeiro de 1955). Brucelose como um perigo de transfusão de sangue. *Br Med J. , 1(4904)*, 27-8 DOI: 10.1136/bmj.1.4904.27. Recuperado em 05 01/01/2020, de https://www.ncbi.nlm.nih.gov/pmc/articles/PMC2060716/pdf/brmedj03319-0033.pdf

Zambrano Plata, G., & Cortez, J. (2001). Soroprevalência de HIV, Hepatite B, Hepatite C, Chagas e S^filis em doadores de bancos de sangue em Cucuta (Colômbia) 1998-1999. *Respuestas, 6*(1), 45-49 , ISSN 0122-820X, ISSN-e 2422-5053,. Recuperado em 05 01/01/202020, de https://dialnet.unirioja.es/servlet/articulo?codigo=5555289

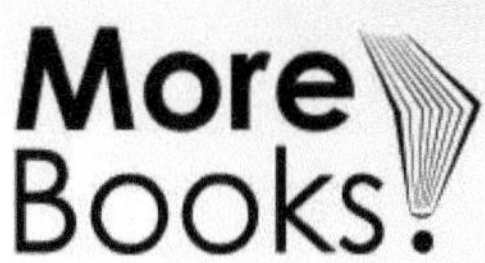

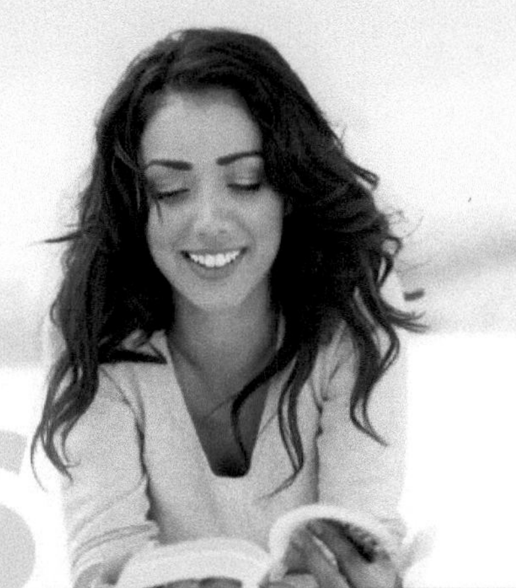

yes
I want morebooks!

Buy your books fast and straightforward online - at one of world's fastest growing online book stores! Environmentally sound due to Print-on-Demand technologies.

Buy your books online at
www.morebooks.shop

Compre os seus livros mais rápido e diretamente na internet, em uma das livrarias on-line com o maior crescimento no mundo! Produção que protege o meio ambiente através das tecnologias de impressão sob demanda.

Compre os seus livros on-line em
www.morebooks.shop

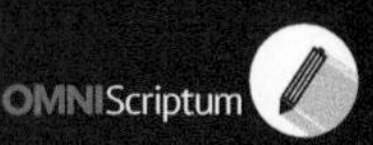

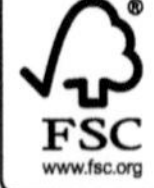MIX
Papier aus verantwortungsvollen Quellen
Paper from responsible sources
FSC® C105338

FSC
www.fsc.org

Printed by Books on Demand GmbH, Norderstedt / Germany